自分の腸を見てみたい

免疫博士が生涯をかけて伝え続けた「腸と免疫」の話

藤田紘一郎

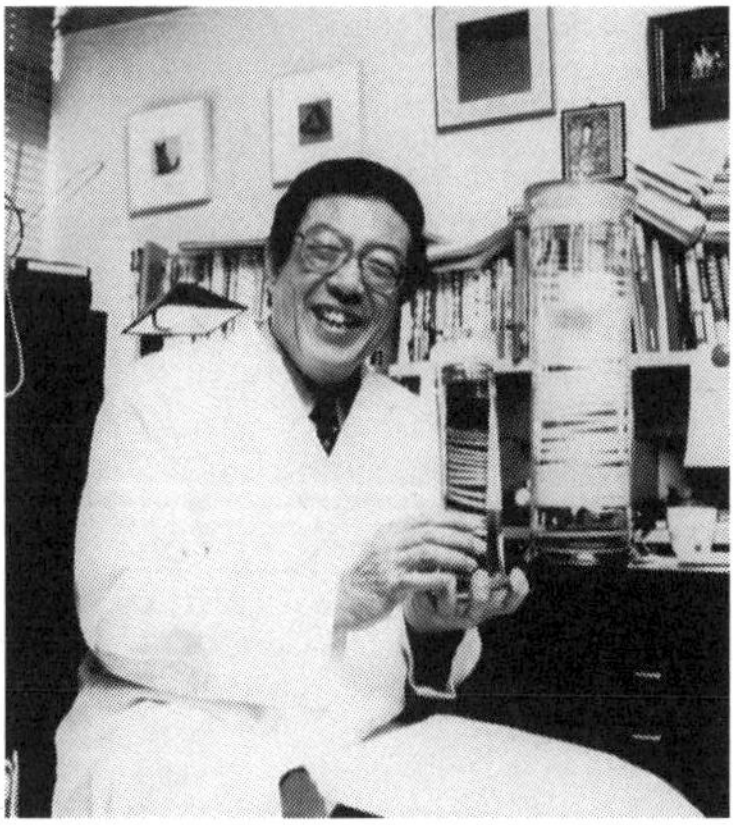

3代目のサナダ虫「きよみちゃん」と筆者

ワニ・プラス

「はじめに」にかえて

藤田紘一郎は、２０２１年の5月14日に誤嚥性肺炎で亡くなりました。藤田は生前に、何冊かの原稿を書き残していました。この本は、そのうちの一冊となります。

私は27年前から、藤田の講演活動や出版、取材などをサポートするアシスタントをしてきました。最初のうちはほんのお手伝いでしたが、仕事の依頼が膨大であることから「ムニャニテラピー株式会社」という会社を立ち上げ、私が社員となって藤田の仕事をサポートしてきました。

「ムニャニ」とは、インドネシア語で「歌」という意味。藤田は歌うこと、そしてインドネシアという国が大好きでした。また、私自身がかつてピアニストやピアノ講師をしていたこともあり、「音楽を通して、心を痛めている人たちのメンタルのサポートもしていけたらいいね」と話しあって、「ムニャニテラピー」という社名をつけたのでした。

この本の企画は、「腸内細菌の研究をする藤田先生の腸から、免疫力の高め方、健康長寿の築き方を見ていきたい」という依頼から始まりました。藤田にとっても「おもしろい企画」だったようで、集中して原稿を書いていました。

藤田は、すべての原稿が手書きです。書き始めると、ものすごい集中力とスピードで原稿を書いていきます。最近の人のようにパソコンで原稿を書いていれば、書き直すことも、文章を入れかえることも簡単にできるでしょう。しかし、原稿用紙に鉛筆で書いていると、それができません。藤田はパソコンを使いませんでした。

そこで、最初にA４のレポート用紙に書きたいことの構成をバーッと書き出し、これをもとに原稿用紙に頭から書いていきます。書きたい内容が次から次へと頭に浮かんでくるので、文章が頭から消えないうちに書きたいと、とにかく没頭していました。

あんまりにも根をつめて仕事をしているので、

「ちょっと休憩をしたらどうですか」

と声をかけると、

「区切りがつくまでは書くよ」

そう答えます。ものすごいスピードと集中力で書きながらも、とても読みやすくきれいな字でした。

しかも、ケチを自称するくらい「もったいない」ことを嫌う性格でしたから、原稿用紙1枚もむだにしません。原稿用紙の2行目までの原稿は使えるけれども、あとは書き直さなければいけない、というときでも、「はい、3行目から最後まで消して」と手渡されます。「新しい原稿用紙に書き直してくれればいいのになあ」と思いながら、私は藤田の隣でせっせと消しゴムを動かしていました。

とにかく、文章を書くことが好きな人でした。1冊の本を書いていると、最終章にさしかかるころに新たなテーマが浮かんでくるようで、「次はこのテーマで本を書く」と決めています。1冊書き終えたから一休み、ということはなく、「次へ、次へ」と自分を進化させていくことを喜んでいるような人でした。

ただ、なかには、藤田にとって気の乗らない企画が来ることがあります。そんなときには、筆がなかなか進みません。進まないなかで、もっと自分が書きたいテーマがわいてきます。こうなるともう大変で、前の仕事をそっちのけで、新しい本を書き始めてしまうのです。「どうするんですか」「あの本も書かなければいけませんよ」といっても、本人も軌道修正をなかなかできず、困ったこともありました。

新聞の連載をしていたこともあります。いちばん長く続いたのが東京スポーツで、朝日新聞や日本経済新聞でも連載していました。連載が3つ重なっていた時期もありました。

東スポの連載は10年以上続いたと記憶しています。月曜日から金曜日まで毎日の連載でした。東スポの連載で藤田のことを知った方々は多いと思います。軽妙な語り口で、健康に大切なことを伝えていました。

「いかに興味をもって大勢の人に読んでもらえるか」をいちばんに考えていましたから、とにかく文章をおもしろおかしく書いていました。そこで毎回、洒落の連発です。藤田も考え、私も考える。「この洒落とこの洒落を考えて」とお題を出され、たくさんの洒落を一生懸命に考えたものです。

講演活動も熱心に行っていました。多いときには、年間に300回以上はしていたでしょうか。1日に2つの会場で講演をするのは当たり前。午前中は西日本、午後は東北で講演をするために、新幹線を乗り継ぐのも当たり前。飛行機を乗り継ぐこともありました。直行便があればよいのですが、ない場合には羽田を経由します。こうなると、羽田を起点として、1日に4回も飛行機に乗ることになりました。しかも、乗り物に乗っている間は常に原稿を書いている、という感じで、休む、のんびりする、ということをまるで知らないかのように、いつも何かにとりくんでいました。

講演は、かつてはスライドをプロジェクターで映して行っていました。私はスライドのセッティングや藤田の「はい」という合図をもとにスライドを切り替える役割。ときどき、裏表を間違えて入れたり、天地を逆にしてしまったり、3枚重ねてセッティングしてしまうこともありました。そんなときには、藤田が洒落で笑いにかえてくれたものでした。

やがてスライドは使われなくなり、パワーポイントを使って講演をするようになりました。パワーポイントをつくるのも、私の仕事。藤田の指示にしたがって、一つひとつページをつくっていき、完成すると2人で見返します。

「次、はい。次、はい」と確認するなかで、「ちょっと待って。ここは順番が違う」と指摘されます。スライドを見て話すのではなく、頭のなかで完成された構成にしたがって話すので、スライドの順番が少しでも違うと困るようでした。仕事のしかたがとにかく緻密でした。

それまで私はパワーポイントを扱ったことがなく、パソコン教室に習いに行く時間もなく、独学で覚えたため、必死でした。すると、「なんで君、つくれないの」と藤田。「自分はパソコンも使えないのになあ」と私の心の声。せっかくつくった資料のデータが突然消えてしまったときには、「どうして消えたの？　もとに戻せないの？」と藤田。「知らないですよ。パソコンに聞いてください」と、さすがにこのときには声にして文句を返しました。

でも、すべては講演会で、お客さんに喜んでもらうためにがんばっていたのだと思います。とにかくたくさん笑ってもらうことを大事に考えていました。笑うことで免疫力が高まるからです。せっかく足を運んでくれたのだから、少しでもためになる知識を伝え、おおいに免疫力を高めて帰ってもらいたい、とよく話していました。

ですから、講演会でも洒落の連発です。また、主催者や担当者のことを、毎回、講演会の冒頭で必ずネタにしていました。

「今日の講演会は、担当者の◯◯さんが僕に連絡をくれたことから始まりましたが、最初は感じの悪い人でどうしようかと思いました。でも、会ってみるとイケメンでいい人でした。これをいっておけば、帰りにステーキをおごってもらえると思います」

そんなことをいって、笑いを誘います。ネタにされた人も大喜び。講演会終了後、「もう先生はひどいな」といいながら、ニコニコしていました。

ただ、同じ講演会の内容でも、会場が違うと笑いが起こらないこともありました。

「いやあ、みなさん、笑わないですね。笑っていいんですよ。笑わないと免疫力が下がりますよ」

こういうと、たいていは笑いが起こってきます。ところが、うんともすんとも客席から声が聞こえてこないことも、まれにありました。そんなときには、「気の毒だなあ」とはたから見ていて思ったものです。

私がアシスタントを始めたのは、『笑うカイチュウ』（講談社）がベストセラーになり、藤田が有名になって少したったころです。1990年代でした。あのころの講演会は寄生虫の話ばかりでしたが、みなさん、喜んで聞いてくださいました。当時は会場にいたお客さんのほとんどが、子どものころに回虫持ちだったこともあって、懐かしくおもしろく感じたのだと思います。

私自身も記憶にありますが、小学生のころ、チョコレート味の虫下しが学校で配られました。当時は守秘義務など厳しくは行われていませんでしたが、検便で回虫の卵が見つかった児童だけでなく、全員に虫下しが配られ、全員が飲まされました。そのくらい、多くの児童が回虫をお腹で飼っていたのでしょう。

ちなみに、どんな虫下しを飲んでいたかで、だいたいの年齢がわかる、と藤田は講演会でもよく話していました。藤田たち世代が飲んでいた虫下しは、「海人草」という熱帯の海藻をグッグツ煮込んだ苦くてとっても臭い煮汁だったそうです。

寄生虫は、人の味方になる虫もいれば、人の命を奪ったり、障害を引き起こしたり、人の外見を著しく悪化させたりする恐ろしい虫もいます。寄生虫を研究する藤田は医学界で一匹狼を貫いていたようなところがありましたが、講演会ではそんなマニアックな話にもお客さんはとても喜んでくださり、藤田自身もうれしかったのだと思います。

私が藤田の講演会に同行するようになったばかりのころは、大学の学園祭にもよく招かれていました。医大ばかりでなく、理系、文系関係なく、たくさんの大学に行き、学生さんたちが寄生虫の話をおもしろがって聞いてくれていました。

農業協同組合(JA)や建設会社が主催の講演会も非常に多くなり、全国をまわりました。すると、その講演会を聞いた市役所の人から依頼が来る、という感じで、どんどん講演会の輪が広がっていきました。離島に呼ばれていくこともあり、講演で行ったことがない離島は屋久島くらいではないかしら、と思うほどです。講演会のテーマも、寄生虫から腸内細菌、水、健康長寿などたくさんの人たちが関心を持って聞いてくださる内容へと変わっていきました。

藤田紘一郎が講演会でも本や新聞の連載でも、一貫して語り続けていたことがあります。それは、「やりすぎはいけない」ということです。

「免疫にいい」といわれる食べものも、そればかり大量に食べれば免疫を落とすことになります。「清潔が大事」といって除菌剤や消臭剤を使いすぎれば、人の健康に味方してくれる身の回りの細菌まで殺してしまい、結果、免疫を自ら低下させてしまうことになります。

ところが現代の日本は、「これが大切」「これが体にいい」というと、そればかりやってしまうことが多くなっています。「これは体によくない」というと、いっさいを排除しようとすることも、たびたび見られます。

私もかつて、部屋の臭いが気になって消臭剤をまき散らしていたことがありました。すると、藤田に「そんなことをしちゃいけないよ。君の免疫が落ちてしまう」と注意されました。「臭いが気になるなら、換気をすればいいじゃない」といわれ、たしかにその通りだと思いました。

臭いが気になるなら、換気をする。清潔を大切に思うならば、整理整頓や掃除をすることで清潔を保ち、目に見えない細菌までいじめるような不自然なことをしない。生物として自然な生活のなかでこそ、私たちの免疫は守られていく。藤田はいつもそんなメッセージを発していたのです。

みなさんは、目に見えない細菌を「キタナイ」といいます。でも、藤田はたびたびこういっていました。

「目に見えない身の回りの細菌は、人の免疫の向上に欠かせない存在であり、彼らを薬剤で排除しようとすることは、自分の免疫力を自ら低下させることになる。こんな基本的なことも忘れ去られ、日本は除菌・消臭に走っている。それは日本全体の免疫力を下げることになり、弱毒性の感染症さえ流行させやすい社会をつくることになる。誰も幸せにしないこんなことは、今すぐやめなければいけない」

藤田が伝えたかったこのメッセージが、藤田亡きあとも忘れ去られることなく、どうか一人でも多くの人の心に残っていってほしいと願っています。

ムニャ二テラピー株式会社　代表取締役　　長谷川千鶴子

もくじ

第2章 健康長寿のための食生活

第3章 「キレイ好き」が腸内細菌を苦しめる

第4章 なぜ、発酵食品は体によいのか

第1章

私の腸を見てみたい

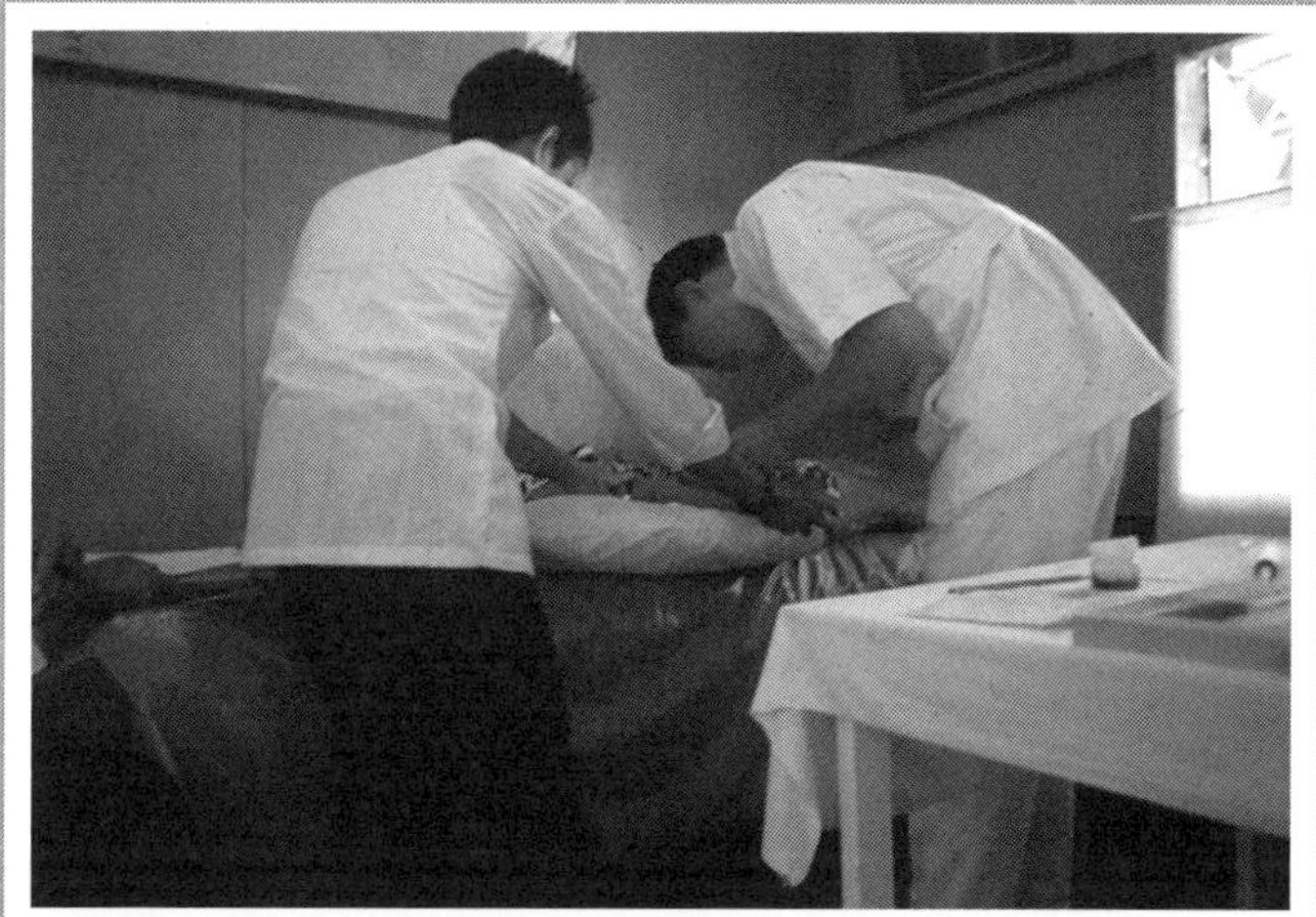

インドネシアの診療所で寄生虫の検査にあたる若き日の筆者

私の腸の主役は植物性乳酸菌

私は1939年中国東北部旧満州のハルピン市に生まれました。父は陸軍の軍医でした。私たちは国の官舎で父と母、弟、それにスナさんという韓国人のお手伝いさんと私の5人で生活を開始しました。

ハルピンはとても寒いところで、手や足を凍傷で失っている人を多く見ました。しかし、私が住んでいた日本の宿舎にはオンドルという床暖房の部屋がいくつかあり、快適な暮らしをしていました。

父は内科医で結構忙しくしていたようです。母もつきあいが多かったらしく、私の世話はもっぱらスナさんに任されていました。

母は立派なオッパイを持っていました。母乳がよく出たようで、私はほとんど母乳で育ちました。スナさんのオッパイも見事で、母のいないときはスナさんのオッパイをなめていた記憶があります。

母親は京都で育った人です。したがって私の腸にいる乳酸菌は、ほとんどキムチ由来の乳酸菌と少々の京漬物の乳酸菌だと思われます。親父とは私が3歳になるまで接触していませんので、親父の乳酸菌は私の腸にはいないと考えられます。

最近、腸内細菌の研究で明らかになった事実は、人の腸内細菌の種類は生後3年までにほぼ決まってしまうということです。双子でも生後3年まで誰に育てられたのか、どのような環境で育てられたか、などによって腸内細菌の種類が大きく異なることも明らかになりました。

しかも、私たちの腸に存在する腸内細菌のうち、日和見菌の大部分は私たちの周りにいるごくふつうの細菌です。たとえば皮膚常在菌であったり、口腔内常在菌であったり、ホコリや土などに含まれている細菌類です。私はそれらを「土壌菌」と呼んでいますが、そうした菌であることが明らかにされました。

人はそれぞれ自分の腸に棲んでいる細菌類を飲食時や呼吸のときに外に排出しています。その細菌類を新生児や3歳までの乳幼児が吸い込むことによって、その子の腸内細菌の種類が決まってしまうということです。

京都育ちの母親はおそらく京漬物の乳酸菌を持っていたものと考えられます。京漬物の乳酸菌が、母親の乳房をはじめ、手などいろいろなところについていたことでしょう。私は常にそれらをなめ続けていたので、私の乳酸菌は京漬物の乳酸菌だと思います。

赤ちゃんのころの私は、スナさんの乳房も吸い、彼女の胸をなめていましたので、スナさんが幼いころに食べていたキムチの乳酸菌も、腸に定着したものと思われます。ですから私の腸には、京漬物やキムチに棲んでいる植物性の乳酸菌が定着したものと考えられるのです。

大相撲の横綱白鵬はモンゴルの人ですから、チーズやヨーグルトの乳酸菌、すなわち動物性の乳酸菌が腸に棲んでいると思われます。

最近、遺伝子研究の急速な進化によって、人の腸内細菌の詳細が明らかにされてきました。結果、私たちの腸内細菌の種類は生後3年までに決まり、その腸内細菌の種類は一生変わらないことがわかってきました。

腸内細菌はまるで指紋のように一生変わらず、腸に棲んでいます。そこにウンコがあれば、腸内細菌の組成を調べて、誰のウンコか特定できるようになっているのです。

赤ちゃんはなぜ、なんでもなめたがるのか

「赤ちゃんはなぜ、なんでもなめたがるのか」

それは生まれて3年までに、赤ちゃんがなるべく多種類の土壌菌をはじめ、周囲にいる

菌を体内にとり入れようとしているからです。

私たち人間は、母親の胎内にいたとき、完全な無菌状態が守られています。それが出産とともにたくさんの細菌と接触することになります。その過程で、赤ちゃんはまるでスポンジが水を吸い込むようにどんどんと細菌を吸い込んでいくのです。

ただし、腸は無差別に細菌をとり込んでいくわけではありません。腸粘膜上に存在しているIgA抗体が、それらの細菌類を腸に棲まわせてよいかどうか選別しています。

抗体とは、免疫システムの一部です。免疫とは、病気になるのを防いだり、かかった病気を治そうとしたりする、私たちにとって大変に重要なシステムです。抗体は、このシステムのなかで、体内に異物が現れるとそれに特異的にくっつき、破壊する働きをします。たとえるならば、敵を倒すためのミサイルのようなものです。

ただし抗体は、敵を排除する働きばかりではありません。抗体には、IgG、IgE、IgA、IgMなどいろいろな種類があります。このなかでIgA抗体は、3歳までに侵入してきた菌のなかから、どれを腸に棲まわせ、どれは排除するのか選別しているようなのです。

つまり、免疫が生後3歳までに腸に定着できる細菌を選んでいる、ということです。その後はどんな細菌が入ってきても腸に定着することはありません。

生後3年の間に腸に侵入してきた細菌のうちでＩｇＡ抗体とくっついたものだけが、腸に棲むことを許され、生涯にわたって心身の健康状態に影響を与えることになるのです。

私の腸には見事なお花畑が広がっている

腸粘膜は、「自己」と、外から侵入してくる細菌類などの「非自己」がせめぎあう最前線です。このため、生体のなかでもっともといってよいほど、免疫力が発達しています。具体的には、マクロファージ、Ｔリンパ球、Ｂリンパ球、上皮内リンパ球、形質細胞、顆粒球、好酸球、肥満細胞、樹状細胞など、それぞれの役目を持った免疫を担当する細胞たちががんばっていて、「食物など自分に必要なものか」あるいは「病原体のように害をなすものなのか」を区別しています。

そのなかでも、腸に存在する形質細胞は、特殊な抗体を分泌しています。それが前にも述べたＩｇＡ抗体です。

抗体のうちで、ＩｇＧ抗体は病原体を排除したり、ワクチンの効果を発揮したりする抗体です。ＩｇＥ抗体はアレルギー反応に関与する抗体です。

一方、IgA抗体も病原体に結合する抗体ですが、この場合はどうも病原体を殺す役割はしていないことが、最近の研究によって明らかにされました。

逆に、IgA抗体は外からの異物の細菌と結合して、粘膜の上皮細胞と外の細菌が密着するのを防いでくれる役割をしていることがわかったのです。

また、IgA抗体は、血液中と腸で少し違った形をしています。血液中では、1分子の形で存在しています。しかし腸では、2分子あるいはそれ以上集合したIgA抗体が多いのです。

この2分子あるいは、それ以上集合したIgA抗体がすごいのは、外から侵入した細菌が出すタンパク質分解酵素など、細菌が出す武器に反応しないようになっていることです。その結果、自分の腸内に棲んでよい菌か否か、腸内細菌を上手に選別しているようです。

私の乳酸菌のことに話を戻しましょう。

私は母親の母乳で育ちました。でも、母親は忙しくて、幼い私をあまりかまってくれませんでした。お手伝いさんのスナさんは神経質ではなく、私がいろんなものをなめたりしても止めはしませんでした。

そんな生活環境で育った私は、生後3年までにいろんな細菌を腸内にとり込み、それらの細菌類が私の腸に棲みついて、豊かな腸内フローラが築かれました。

腸内フローラとは腸内細菌叢《そう》のこと。腸に棲みつく細菌たちの集落（コロニー）があざやかで、姿がとてもきれいなことから、腸内細菌叢は腸内フローラとも呼ばれています。

腸内フローラは、多種多様な細菌の数が豊富にいるときに働きを活性化させ、人の心身によいことをたくさんしてくれます。私の腸内フローラも3歳までに立派に育ててもらえたおかげで、見事に花開いたのでしょう。それによって、大人になってからは免疫力も強く、風邪などめったにひかず、どんなに大変な環境にいてもうつや自閉症にならない人間ができたと思っています。

経腟分娩か帝王切開かで腸内フローラは変わる

私には子どもが3人いますが、いずれも帝王切開で産まれました。

第1子は出産直前に逆子になってしまい、急きょ帝王切開の手術を受けたのです。

そのため、2子、3子も帝王切開で産まれました。

当時は無事に産まれてきてくれた喜びしかなかったものの、のちのち、それが私の子どもたちにとって、よかったのか悪かったのかと考え込むようになりました。

最近の研究で、経腟分娩と帝王切開で出産した赤ちゃんのうち、生後4日目の腸内細菌を遺伝子検査により比較したものがあります。

結果、両者の腸内細菌は、大変な違いがあることがわかりました。

経腟分娩児は大腸菌を含むグループの細菌が多く、次いで乳酸菌を主としたグループの細菌類や、バクテロイデス門といってどちらかというと善玉の働きをする細菌類が見つかりました。

大腸菌と聞くと、「キタナイ」というイメージを強く持つ人が多いでしょう。経腟分娩で誕生した赤ちゃんの腸内は、産まれた直後は一時的に大腸菌や腸球菌だらけになります。お母さんの大便と一緒にこの世に誕生し、その大便から腸内細菌をもらうからです。これが免疫にとって大事なのです。大腸菌のようにほんの少しだけ病原性を持つ「チョイ悪菌」が生まれた直後の腸内にいっぱいになってはじめて、その赤ちゃんは免疫がつくからです。

赤ちゃんはお母さんの胎内では無菌で生活していて、「免疫ゼロ」の状態です(胎児のうちはお母さんのへその緒を通して、生後は母乳から移行抗体を受けて免疫を獲得しますが、赤ちゃん自体の免疫はゼロです)。その赤ちゃんが、いきなり雑菌だらけの世界に生まれてくるのです。短い時間のうちに、赤ちゃんは自分自身の免疫を高めなければいけません。そこで腸内に「チョイ悪菌」をたくさん入れて、免疫を高めようとしているのです。ただし、乳酸菌などの善玉菌もしっかりと入り込み、チョイ悪菌の働きを牽制しています。

一方、帝王切開で生まれた赤ちゃんは、皮膚に常在するレンサ球菌やブドウ球菌の仲間の細菌が3分の2を占める一方で、それらのチョイ悪菌に立ち向かうべき善玉の乳酸菌の仲間たちやバクテロイデス門などの細菌類が、ほとんどいませんでした。

この結果だけを見て、乳幼児の腸内細菌は、経腟分娩か帝王切開かで、成長にともなって大きく異なってくるものと考えていました。

ところが、乳幼児の腸内細菌はとても変な動きをしていることがわかったのです。

生後4日目では、経腟分娩で産まれて母乳栄養を受けていた乳児と、帝王切開で産まれて人工栄養を受けていた乳児とでは、あれほど違っていた腸内細菌の組成が、生後1か月には驚くほど両者が類似したパターンになっていたのです。

健全な腸内フローラの樹立には、「経腟分娩と母乳栄養が最良である」という私たちが主張してきた結論は、根底から覆される結果になったのです。

ところが、腸内細菌は再び不思議な動きをしていることがわかりました。

九州大学農学研究院中山二郎《なかやまじろう》教授らの研究グループが、生後1週間目から3歳児までの腸内細菌を継時的に調べています。

この結果では、生後3か月でいったん同一になったと見えた腸内細菌が、生後1年に再び多様性を発揮して、その多様性が成人まで持続されると示されました。経腟分娩と母乳で育った子のほうが、健全な腸内フローラを築くことが示さています。

また、母乳で育った子は人工栄養（ミルク）で育った子より、のちのちアレルギー性疾患で苦しむ人が少ないとも報告されています。

赤ちゃんには「キタナイ」ことをさせなさい

ただし、腸内フローラの組成を豊かに築くうえで、分娩のしかたや栄養のとり方以上に重要なことがあります。３歳までにどのような環境で育つかです。

私の子どもたちは帝王切開で誕生しましたが、だれもアレルギー性疾患にはなっていません。身の回りのものを消毒するなどということをいっさいせず、自分の手足もいろいろなものも自由にチュパチュパなめさせ、落ちたものも食べさせるなどして、身の回りの細菌をふんだんに腸にとり込ませて育てました。そうして免疫を高めさせたのです。

潔癖症のお母さんが見たら、「キタナイ！」と思うようなことをたっぷりとさせました。

なぜ、世のお母さん方は潔癖症になりやすいのでしょう。それは、「大切な赤ちゃんが、危険なバイキンに感染したらどうしよう」と不安を覚えるからです。しかし、どの細菌を腸に棲まわせ、どの細菌は排除するのか、という選択は、IgA抗体がすること。赤ちゃんのIgA抗体を信じてまかせればよいのです。

地球上にはおよそ80門に及ぶ細菌があるとされています。「門」とは生物の分類の一つで、「ドメイン→界→門→綱→目→科→属→種」とわけられます。ところが、腸に棲む主な細菌は、約80門のうちたった4門の細菌類にすぎません。その4門を多い順から紹介すると「フィルミクテス門」「バクテロイデス門」「アクチノバクテリア門」「プロテオバクテリア門」です。

これらの腸内細菌が全体の腸内細菌の90パーセント以上を占めています。IgA抗体が、数ある細菌のなかから、自分の腸に必要なものを選んでいる表れとも考えられるでしょう。

なお、これらの腸内細菌を数多く腸にとり込むには、IgA抗体が多く必要です。IgA抗体は、母親が赤ちゃんに最初に与える初乳に多く含まれます。

健康な子に育てるためには初乳が大事とよくいいますが、それは腸に細菌を多くとり込み、多様性に富んだ腸内細菌の組成を築くために必要だったのです。

アレルギー性疾患がなぜ増えたのか

ここで、現在の日本にアレルギー性疾患がなぜこんなに増えてきたのかを考察してみましょう。

日本での花粉症の第1例は、1963年日光市に住む成人男性でした。日光市にスギが植えられたのは1625年、若くして徳川家康に仕えた松平正綱が、家康のために苗木を植樹しました。つまり、およそ400年もの昔から日光にはスギ花粉が飛散していたのです。それにもかかわらず、誰もスギ花粉症にはなっていませんでした。

ところが現在では、日本国民の3人に1人がなんらかのアレルギー性疾患を持っていると厚生労働省が報告しています。

わが国は便利で衛生的な環境が整備されていて、いつでも栄養のある食べ物が手に入ります。それにもかかわらず、なぜ、このようにアレルギー患者が爆発的に増えてきているのでしょうか。

アレルギー性疾患が急激に先進国で増えている原因は、乳幼児期の感染機会の減少だという「衛生仮説」が今、有力になっています。

昔は家畜を飼い、外で農作業をするなどの生活様式が主でした。現在では、そのような機会が激減し、加えて「抗菌薬（抗生物質）」の頻繁な使用や除菌剤の乱用により、人は乳児期に多様な細菌と接する機会が減っています。

それと反比例するように、アレルギー性疾患が急増したというものです。

前述したように、最近の腸内細菌の研究により、腸内細菌の種類は生後3年でほぼ決まってしまうことがわかっています。しかも、腸に存在する腸内細菌のうち、日和見菌の大部分は、私たちの周りにいる「土壌菌」であることも明らかにされました。

さらに双子でも、3歳までに誰に育てられたのか、どのような環境で育てられたのかによって、腸内細菌の種類が大きく異なることが報告されています。

私たちの調査では、生後、清潔な環境で育てられた人のほうが、アレルギーになりやすく、ほどほどに雑菌のいる環境で育っている人は、アレルギーになりにくいことが確認されています。

「赤ちゃんがなんでもなめたがる」のは生後3年までに、たくさんの土壌菌を体内にとり込んで丈夫な体を自ら築こうとしている、まさに本能のようなものなのです。

外でたくさん遊んだ子ほどアレルギーになりにくい

私は生まれて3歳くらいまでは、本当に元気にしていました。ハルピン市は、冬はとても寒かったのですが、春から夏、秋にかけては大変よい気候で、私はスナさんに連れられて山や川、野原でたくさん遊んでもらいました。

外遊びや自然とのふれあいは、生涯にわたる免疫力のアップに貢献してくれます。

外遊びは、身体的な発育はもちろん、心の成長にも欠かせません。友達と遊ぶことで、人と上手にコミュニケーションをとり、連帯性を育むことを学べます。また、遊びのなかで集中力、推察力、創造力なども伸ばしていくことができます。

とくに幼児期は、心と体が急激に関連しながら、発達しています。「汚いからダメ」「危ないからいけない」などと子どもの遊びを規制せずに、思う存分のびのびと外で遊ばせることで、子どもの心と体はたくましく育つのです。

ハルピンで、母親とスナさんも3歳までの私をそのように育ててくれました。

さて、泥んこ遊びをしている子どもは、アレルギーになりにくいというデータがあります。

第1子はアレルギーになりやすく、また、母親が働いて家にいないと子どもはアレルギーになりにくいというデータもあります。

第1子は初めての子であるため、母親が神経質になりやすい傾向があります。「清潔な状態」で育てられやすく、それがアレルギー性疾患の多発に関与してくるということです。逆に母親が家にいないと、子どもたちは結構「キタナイ」ことを自由にやり、細菌を腸にとり込んでいきます。それによって、腸内フローラを見事に花開かせることができ、免疫力も高まるのです。

また、子どもを保育施設に預ける年齢とアレルギーとの関係を調べると、早くから施設に預けられた子どもは、アレルギーになりにくいことや、一人っ子など小さい時期から母親とずっとともにあり、施設に預けられなかった子どもはアレルギー性疾患になりやすいこともわかっています。

子どもが大勢いる環境で、ウイルスや菌にさらされて生活していると、幼いうちから免疫力がつき、アレルギーになりにくいのです。

清潔すぎる環境は、子どもの健康面から見ると、むしろマイナスです。このことは、これらの統計結果によっても証明されているのです。

（資料1）泥んこ遊びをする子どもはアレルギーになりにくい

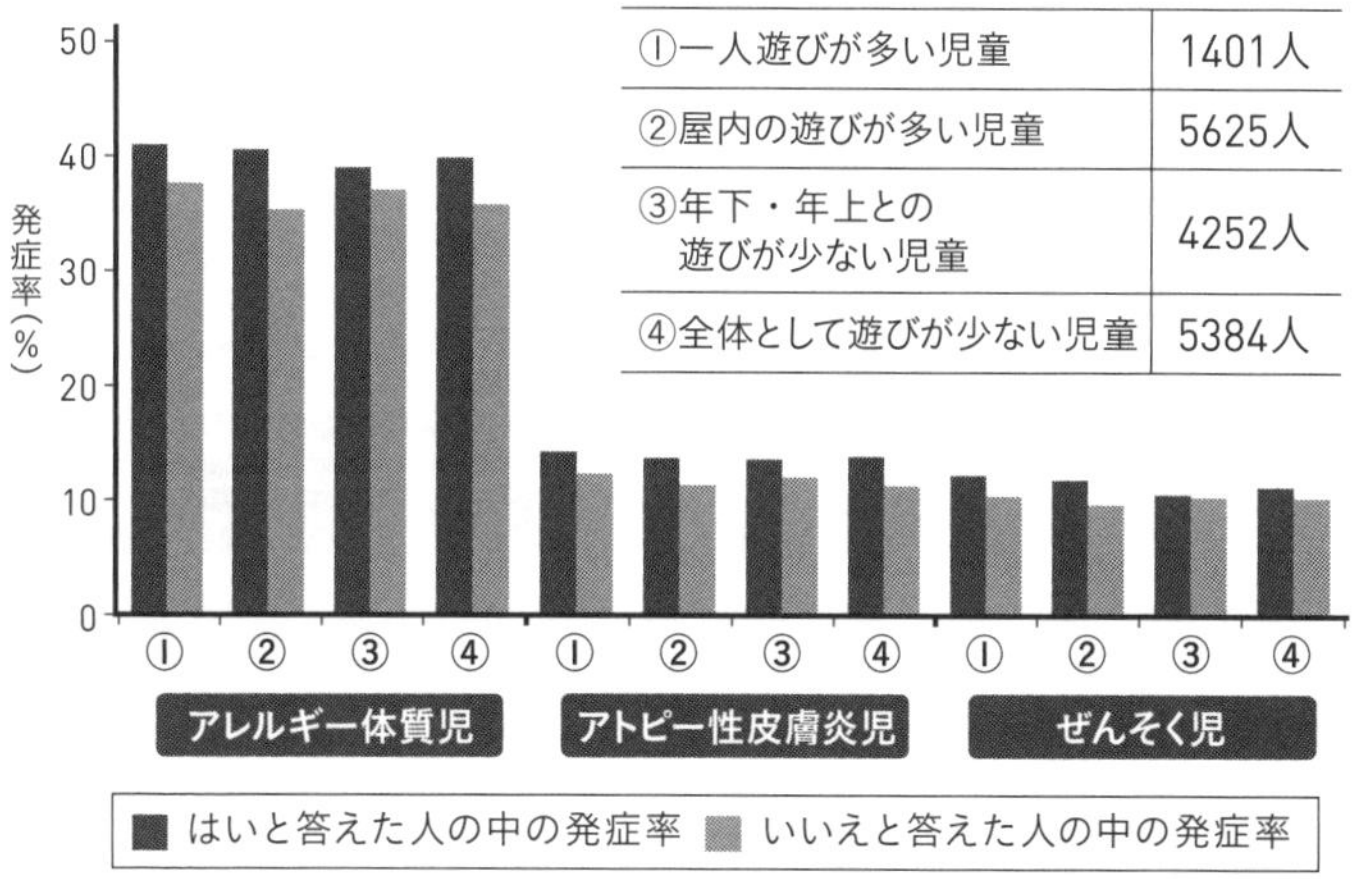

調査児童人数
※親の世代と比較した場合のアンケート調査

①一人遊びが多い児童	1401人
②屋内の遊びが多い児童	5625人
③年下・年上との遊びが少ない児童	4252人
④全体として遊びが少ない児童	5384人

（資料2）第1子はアレルギーになりやすい

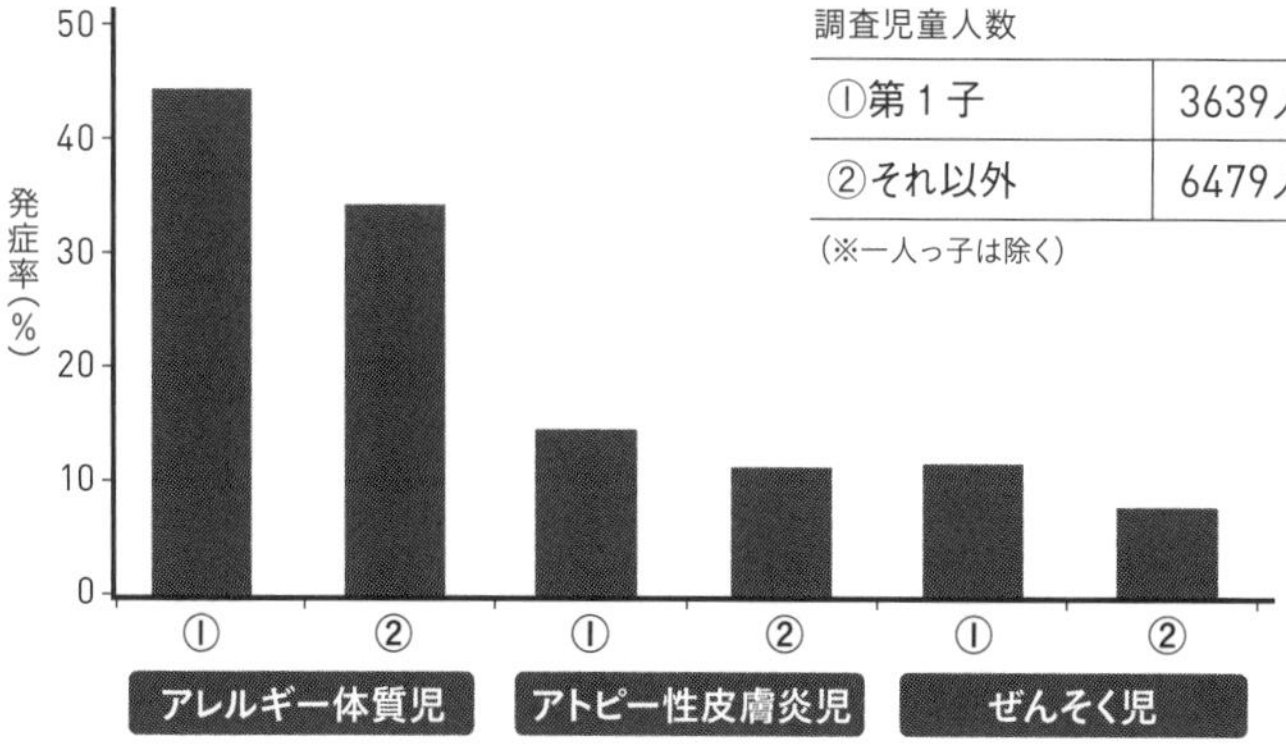

調査児童人数

①第１子	3639人
②それ以外	6479人

（※一人っ子は除く）

（資料3）母親が働いていると子どもがアレルギーになりにくい

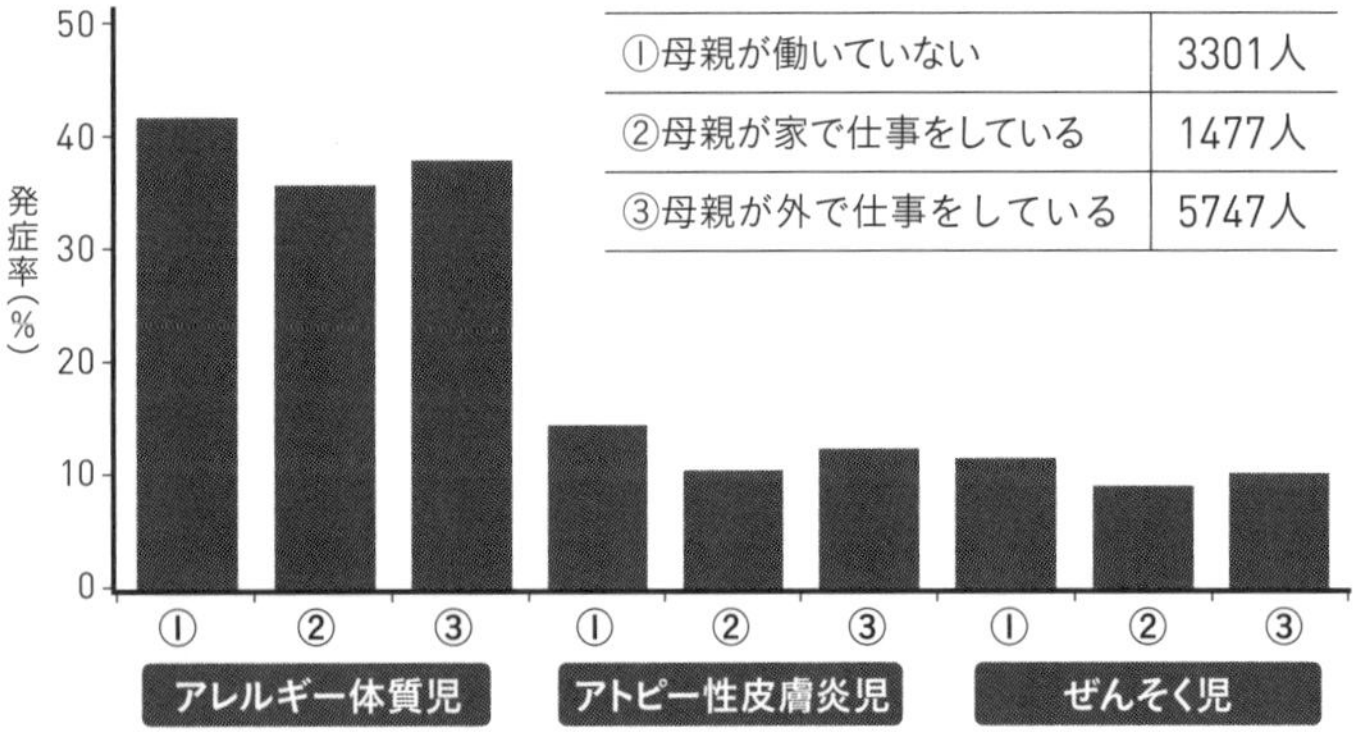

調査児童人数

①母親が働いていない	3301人
②母親が家で仕事をしている	1477人
③母親が外で仕事をしている	5747人

資料1〜3は日本小児アレルギー学会（中岡嘉子・千葉康則／1994年）より作成
※p値は省略しました

ミカンの缶詰が欲しい

私は4歳まで、中国ハルピン市にある、日本陸軍の宿舎に住んでいました。

2歳のとき、アメリカ軍による東京への初めての空襲が行われました。1942年のことでした。満州に進出した日本軍も、蒋介石の率いる国民党軍の抵抗に苦戦を強いられていました。日本軍が侵攻した南の島々では、米国軍の攻撃を受けて、撤退を余儀なくされつつありました。

日本陸軍の上層部にいた私の父は、家族を極秘に日本に戻すよう工作していたようです。1943年に母と私と弟、それにスナさんの4人をこっそりハルピンから脱出させました。まず、陸路を通って、朝鮮の馬山に3〜4日かかって到着しました。馬山には母方の祖父母をはじめ、親族が住んでいました。

母方の祖父はもともと、山口県萩市の大商人で、山口、対馬、朝鮮半島を結ぶ貿易で大儲けしていました。祖父はあるとき、何を思ったか、自分の所有していた大きな商船4隻を売ってしまいました。そのお金で朝鮮半島の馬山湾に浮かぶ島をいくつか買いとり、その山の土で馬山湾を埋め立てることを始めたのです。広大な埋め立て地をつくり、そこに稲を植えたのです。

しかし、塩害の影響で、埋立地での稲の栽培はなかなかうまくいきませんでした。祖父は東京大学から農学部の先生を何人か招き、土地の改良に一生懸命努力したということです。

私が馬山に着いたとき、馬山の埋立地には一面の黄色い稲穂が広がる美しい光景が見られました。私たちはこの馬山で1か月ほど休養しました。

それから、海路で九州の対馬に渡りました。そのときの船旅も結構つらかったという思い出があります。途中、ろくなものも食べず、やっとの思いで対馬に着きました。対馬には母の親戚がいて、そこで2か月間過ごしました。十分な食べ物と休養がとれたので、栄養失調になっていた私も少し元気になりました。

それからはまた船で九州の博多に向かったのですが、途中で嵐にあって船が大きく揺れ、吐きどおしだったことを今でも覚えています。

さらに、九州の博多から東京までの旅は、それまで以上に大変でした。列車には空いている座席などまるでなく、通路に寝ながら東京に向かいました。

対馬で少しふっくらとなった私の体ですが、この旅でまたガリガリの栄養失調の子どもに戻りました。

旅の途中では、何度か発熱し、命が危ないときもあったと聞きます。喉が渇いて、水が無性に飲みたくなったことも何度もありましたが、その水もなかなか手に入りませんでした。

発熱して、意識がもうろうとしていたときのことです。後ろに座っていた見知らぬおばさんから、ミカンを1房もらいました。その1房のミカンが私の命を救ったのでした。

その後も何度か死にそうな経験をくり返し、やっとの思いで東京に着きました。その東京でも生きるのが大変苦しい時期を過ごしたのです。アメリカ軍による空襲を昼も夜も受け続けました。

今思えば、満州から引き揚げて、東京で生活するまで、私は何度も命を失いかけました。そのたびに「このまま死んでもいい」と幼心に考えていました。でも、命が消えそうになると「ミカンが欲しい」「ミカンの缶詰ちょうだい」とうわごとを発していたようです。

今でこそ丈夫な私ですが、幼いときは、ちょっとしたことで熱を出す体の弱い子でした。熱が出るたびに「ミカンの缶詰が欲しい」と泣いていたようです。熱でうなされ、うわごとでも「ミカンの缶詰」といっていたそうです。母やスナさんは、私のためにふだんからミカンの缶詰を買いだめしてくれたようです。ミカンの缶詰が私にとって命を救う大切な食べ物だったのです。それは小学校に入ってもずっと続きました。

ミカンをもらうと、房の表面の白い筋をきれいにむしりとり、その1房を口のなかでいつまでも大切になめていました。房が歯に当たり、ぷちんと破れて甘酸っぱいミカンの汁が口のなかに広がるとき、なんともいえない幸福感と同時に、ミカンの房を破いてしまったという不快感が一緒に湧いてきた思い出があります。

私は、初めてバナナを食べた日や、初めて白米のご飯を食べた日のことを、今でも細かく覚えています。そして、これらのおいしいものを大切にいつまでもゆっくり食べる癖がついてしまいました。

今でも私には、食事の時間をゆっくりとる癖が残っています。幼児期にご馳走をいつまでも味わいたくて、時間をかけていたことと関係があるのだと思います。

私の元気は腸内細菌のおかげ

人の腸に棲むことができる腸内細菌の種類は、生まれて3年で決まるという話をしてきました。腸に棲みついている腸内細菌は、生まれて3年までの腸にたどり着いたものだけが定着し、それ以降、腸に到着した菌は絶対に腸に棲めないということです。

ですから、赤ちゃんには3歳までにどんどん細菌とふれあわせていくと、腸内フローラの組成を豊かに築くことができます。

さらに、腸が受け入れる食べ物の量にも、年齢による変化が知られています。

3歳児と5歳児に「好きなだけ食べてもいいよ」といって、小盛り、中盛り、大盛りの料理を与えた実験があります。3歳児では小盛りであろうと、大盛りであろうと食べる量は変わりありませんでした。つまり、3歳児は適正な量を食べる能力を持っていたのです。

しかし、5歳児では大盛りになると小盛りより多く食べてしまったというのです。5歳児では適正な量を食べる能力が低下し、見かけの量の影響を受けて、適正な量よりも多く食べてしまったということです。

私は81歳になりましたが、今も元気でいられるのは、腸内細菌の定着や適量を食べる習慣が、新生児期や乳児期の間にしっかり養われたからなのでしょう。

私は4歳までは日本陸軍の宿舎に住み、比較的裕福な生活ができました。わりと自由に放置された生活をしていましたので、土壌菌も多く吸い込むような生活をしていたと思われます。私の腸は、免疫を担うためにも、幸せ物質であるドーパミンやセロトニンを分泌するためにも、最高のコンディションであったと思われます。

それが一転して、4歳以降はまったく食べられない体験や、熱を出して死にそうになった体験をくり返しました。そんなことがあっても、私の腸は現在も活発に活動しています。3歳までに腸に棲みついた腸内細菌たちがそうさせているのでしょう。

具合が悪いときには、むりに食べなくていい

中国のハルピンから日本の東京への脱出は命がけでした。熱を出したり、下痢をしたり、何日か絶食したりで、東京に着いたころにはガリガリの栄養失調になってしまいました。

しかし今は、少なくとも同世代の人より免疫力が強いし、肌年齢も若いと自負しています。乳児期に腸内細菌をよい状態に保つような生活をしてきたからだろうと考えています。

これまでになされてきたいくつかの研究によれば、一時的に食を断つ動物は長生きすることがわかっています。多くの動物は病気になると食べることをやめます。私も昔、自宅で犬や猫を飼っていましたが、彼らは具合が悪そうなときは、まったく食べ物を受けつけず、ただじっと丸くなって、一日中寝ているだけでした。動物は本能的に食を断つことで病気を治癒させることを知っているようです。

米国ラホヤにあるソーク研究所の生物学者サッチダナンダ・パンダ氏が行った研究があります。マウスを2群にわけて、1群には24時間制限なく高脂肪食を与え、もう一群には同量の高脂肪食を8時間だけ与えました。

その結果、24時間いつでも食べることができたマウスは脂肪肝になり、インスリンの分泌量も多くなり、糖尿病にもなり、動脈硬化に関わるような炎症も起こしていました。

一方、同じカロリー摂取でも8時間しか食べられなかったマウスは、もう一群のマウスよりやせていて、長く健康でいることができました。

人を対象にした、断食の実験も行われています。

フロリダ大学の研究では、24人の被験者に、断食の日と過食する日を交互に繰り返し、それを3週間続けてもらう実験を行いました。結果、断食と過食のサイクルによって、細胞に存在する「Sir T3」という遺伝子が増加することがわかりました。「Sir T3」

という遺伝子はカロリー制限時は酸化ストレスを抑えるように働いていたのです。

私はハルピンにいたとき、体によい栄養物をしっかりととって育ちました。ところが、ハルピンからの脱出でいっぺんに状況が変わってしまいました。ろくなものも食べられず、ミカン1房だけで1日を過ごすこともあったのです。

この生活は私の体をひどく傷つけたと考えていました。しかし今、「そうではなかったのではないか」と思っています。

現在は食べるものがいたるところにあり、いつでも好きなものを好きなだけ食べられる時代になっています。それにもかかわらず、病気になる人は増加しています。死ぬ人は確かに少なくなって、寿命は延びていますが、アレルギーや何か原因不明の病気に悩んでいる人が多いのです。

私たちは、「たくさん食べて栄養をつけなくては」とあたりまえのように考えがちです。しかし、人類の歴史は狩猟採集時代から始まり、人はその時代をもっとも長く過ごしてきました。狩猟採集による生活では、獲物が捕れなかったり、気候が悪化したりして、食べるものがないときのほうが、むしろ多かったのではないかと思われます。

ヒトや動物もそのようなときに環境に臨機応変に適応できるよう、長い時間を経て体のつくりと遺伝子を変化させてきました。つまり、私たちの体は飢えや断食には適正に反応するようにできているのです。

私もハルピン脱出後の生活は飢えの連続でした。それはまさに狩猟採集時代を思わせるものでした。あの飢えに苦しんだ経験が、私の体を人一倍元気にしたのかもしれません。反対に、現代のように食べるものに困らず、体を動かす機会が激減した生活にはまだ、人の体は適応するようになってはいません。飢えから生命を守るために獲得した能力が、現代のような飽食の環境に激変したことによって、逆効果を及ぼすことになってしまっているのです。

ドングリを食べ過ぎて便秘に泣いた

ハルピンから東京への旅は、死にものぐるいそのものでした。やっとたどり着いた東京でも、何度もアメリカ軍による空襲を受けました。

忘れもしない1945年3月9日の夜、300機以上のB29が東京の上空に襲来しました。B29が私たちのすぐ真上を飛び、近くに焼夷弾が落とされました。母は幼い弟を抱え、私はスナさんに手を引かれて逃げ回りました。私が住むようになった赤羽にある住宅もほとんどが焼け、焼けただれた死体がいたるところに散乱していました。

私たちはこの後すぐに赤羽の家を捨て、愛媛県大三島（おおみしま）の父の実家に疎開することにしました。

１９４５年8月6日、私は6歳の誕生日を迎えました。その日に広島に原爆が投下されました。大きなキノコ雲を私たちは大三島から「何が起こったのだろう」と不思議に眺めていました。それが原爆によるキノコ雲とは知らぬうちに終戦を迎えました。母は、ラジオから流れる天皇陛下の言葉に泣き崩れました。

愛媛県大三島での生活も、食べるものがろくに手に入らず、心も空虚な時期が続きました。生きる力もなく、ともすれば生活が破綻しそうになりました。荒れた土地を耕し、芋や野菜をつくりました。あいかわらず落ちたミカンやドングリを食べる生活が続きました。空腹のあまりにドングリを食べ過ぎ、ひどい便秘になりました。そして、苦しくてよく泣いたのを覚えています。

それから1年後、それまで音信不通で行方不明だった父から突然、「三重県の国立結核療養所の副所長に決まったから、三重県に出て来い」と連絡がありました。

三重県多気郡明星村《みょうじょうむら》大字上野、まったく人の気配がない原始林のようなところに、国立結核療養所はありました。周囲5キロには塀がめぐらされ、その内側に結核の患者が入院している病棟がいくつかあり、宿舎もその敷地内にありました。宿舎には所長や副所長、外科医長、内科医長のほか、薬剤師などの家族も住んでおり、そこに私たちも住むことになりました。

当時、結核は国民病とされ、誰でも感染する怖い病気でした。結核療養所はすべて人里離れた広大な敷地に造られ、そこに近づく人はほとんどいませんでした。

私は小学校入学から大学入学するまで、この結核療養所の宿舎で育ちました。その間、男の友達はたまに家にやってきましたが、女の友達は一人も来ませんでした。私は小学校のときに好きな女の子ができましたが、彼女は私の家にまったく寄りつきませんでした。

中学生のときも好きな女の子ができました。彼女は私に好意を持ってくれたようですが、やはり私の家で会うことはありませんでした。

私は学校の外で女の子と一緒に遊ぶ経験を一度もしたことがないまま、大人になったのでした。

私は境界性パーソナリティ障害だろうか

私は、若いころからいつも人の顔色を気にして、誰からも好かれようとしていました。ふだんはとても円満で優しい性格ですが、ちょっとしたきっかけで残忍、陰湿、執拗な性格に変貌することがたびたびありました。

その一方で対人関係に敏感で、その人がどんな人間かを見極めることができるし、他者に共感することもでき、特定の状況下で才能を発揮し、自分をコントロールできることも知っていました。

最近、境界性パーソナリティ障害について調べていると、この障害は「理想化と、こき下ろしとの両極端を揺れ動くことによって特徴づけられる、不安定で激しい対人関係」「顕著な気分反応性による感情不安定性」「慢性的な空虚感」「衝動的な自己破壊」などの特徴があると知りました。これらの症状を見ると、私自身もいくつか当てはまるのではないかと思われました。

そういえば過去、幾度か衝動的な恋愛関係や、無茶食いをくり返したことがありました。確かに私は境界性パーソナリティ障害に当てはまる特徴をいくつか持っているように思えました。

しかし、今ではそれを素直に受け止め、その特徴を強さにして生きることが自分の生きるスタイルだと考えるようになりました。一見したらネガティブに感じられることも、見方を変えたらポジティブにとらえることができます。私はそうやってなんでもおもしろいほうに考え、自分の強さに変えてきたように思います。

いじめに負けないメンタルの築き方

すでに述べたように、国立結核療養所の宿舎に小学校入学から大学入学まで12年間住んでいました。周囲5キロの塀で囲まれた療養所には広大な敷地がありました。

私たちはその広大な土地を開拓して畑にし、芋や野菜をつくりました。

家畜も飼っていました。毎日ヤギの乳を搾って、栄養不足を補い、ニワトリ30羽の卵が日々の食卓に上りました。さらにウサギを10羽飼っていました。これは食べずに大きく育てて農家に売り、私の野球のグローブ代のほか、必要な経費に当ててました。

私には弟がいますが、これらの動物の世話も私たち兄弟の仕事でした。雨が降ろうが、風が吹こうが、毎日ヤギのエサになる草をとってきました。

明星小学校は、療養所から5キロも離れたところにありました。療養所に住んでいる子どもたちは全員、毎日片道1時間半くらい歩いて学校に通いました。

結核菌という恐ろしい病原体の巣のようなところから変な子どもたちがやってくるものだから、私たちは「バイキンヤロー」といじめを受けました。ひどいいじめでした。逃げ帰る途中に川に落ち、気絶したこともあります。数人に待ちぶせされ、棒で叩かれたり、松ぼっくりをぶつけられたり、砂をかけられたりというのは日常茶飯事でした。

しかし、私たちは誰一人そのいじめに屈しませんでした。

ヤギやニワトリの世話を毎日していると、自分たちより弱い生き物が身近にいるという実感を持てました。この世に友達がまったくいないのだと悲しい気持ちでトボトボと帰路についても、まだ私の姿が見定まらないほどの遠くから「メエメエー」と鳴いて、私を励ましてくれるヤギがいたのです。

考えてみると、結核療養所の仲間には、ひどいいじめを受けても自殺を考える子はいませんでした。田畑を耕し、動物を飼い、自然のなかで生活していたことにより、免疫力が知らないうちに増強し、いじめに負けない体と心が築かれていたのだろうと思います。

病弱だった私が丈夫になったわけ

結核菌という恐ろしい病原菌の巣のようなところから、変な子どもたちがやってくるというので、私たちは学校でひどくいじめを受けました。しかし、明星療養所の官舎に住んでいる15名ほどの悪ガキどもは、結核菌に侵されるどころか、病気をまったく知らない元気な体に育ちました。ここには理由があります。

そのお話をする前に一つ質問です。みなさんは免疫という言葉をよく使っていますが、免疫とはいったい何であるかを知っていますか。

人類は、昔から一度伝染病にかかると、次はその病気にかかりにくくなることを経験的に知っていました。この「同じ伝染病に2度かからない」ことを「病気から免れる」という意味で「免疫(immunity)」と名づけたのです。

これが明確にされたのは、結核菌の研究でした。

弱毒生菌をワクチンとして使用することで、その病原菌の感染に対する抵抗性が得られることが知られていました。そこで、ウシ結核菌という弱毒化したワクチンがパスツール研究所でつくられたのです。これが有名なＢＣＧです。

このＢＣＧには、免疫細胞であるマクロファージとＴリンパ球を活性化し、免疫を高める作用のあることがわかっています。結核菌は、外から入ってくるいろいろな病原菌に対して、感染早期にマクロファージとＴリンパ球を活性化させて、抵抗性を与えていたのです。

結核の療養所の官舎に住んでいた子どもたちは、「結核菌に感染している可能性がある」と周囲の人たちに信じ込まれ、敬遠されていました。しかし実際には、結核菌とふれあいつつ、大自然のなかで遊び回っていたような生活が免疫力を高め、風邪などの感染症にかからない丈夫な子どもをつくっていたのだと思います。

ちなみに近年では、膀胱がんに対するＢＣＧ注入療法が有名です。ＢＣＧによって局所ばかりでなく全身の免疫機能を惹起するという発想です。

結核菌とがんの関係でもっとも有名なのが「丸山ワクチン」でしょう。丸山《まるやま》千里《ちさと》先生が１９６６年、日本皮膚科学雑誌に「結核菌のワクチンでがんが治療できる」と発表して以来、なんと40万人が治療を受け、現在も治療が行われています。

「丸山ワクチン」の主成分は、結核菌由来の糖脂質である「ミコール酸」と「リポアラビノマンナン」です。近年、脂質抗原提示分子ＣＤ１が発見されるまで「糖脂質」によって免疫応答は起こらないとされていました。ところが、最近そうではないと明らかにされてきています。

私が腸の研究者になった理由

小学生時代の私は、いじめっ子への仕返しをいつも考えていたような気がします。

昔の明星村には、肥溜めがいたるところにありました。肥溜めとはウンコをいっとき池にためておき、発酵の熱でそこに含まれている回虫の卵を殺す方法です。

当時、日本人のほとんどが回虫に感染していました。それは回虫の卵を含んでいる新鮮なウンコを肥料として畑の野菜にかけていたからです。しかし、肥溜めのウンコを肥料として使えば、回虫の卵は死んでしまうので、感染を減らすことができたのです。

この肥溜めを使って、いじめっ子に仕返しを考えていました。

私たち療養所の仲間は、朝早く起きて、肥溜めの上に草を敷いて隠しました。そこにいじめっ子の悪ガキを「お前の母ちゃん出べそ」と歌いながらおびき出して、肥溜めに落とすことを企てました。

作戦はだいたい成功しました。ワナに引っかかった悪ガキが肥溜めに落ち、ウンコまみれになった姿を見たときの快感は今でも忘れられません。

しかし、2~3回、この作戦は失敗しました。敵に肥溜めの存在がわかってしまい、私が逆に肥溜めに頭から落とされることになったのです。肥溜めに落ちて、もがきながら見た夕日はよく覚えています。真っ赤なはずの太陽が、黄色に見えました。

でも、もしかしたらあのときの経験が、私を腸の研究へとスムーズに導いたのではないかと思うのです。

私は医学部5年生のときから整形外科を専攻しようと決めていました。柔道部に所属していて、骨つぎのようなことができるからという、簡単な理由で整形外科を専攻し、早くから整形外科の教室に入りびたっていました。その間に、整形外科の初歩的な手技も勉強しました。ところが、整形外科は手術がとても難しいことがわかり、途中で整形外科医になることを断念しました。そうしてなんの因果か、ウンコを製造する腸の研究をするようになったのです。

しかし、腸の研究は私にとって非常におもしろいものでした。腸に寄生する虫や細菌の研究のために、世界中のウンコを集めて回りました。全身ウンコまみれになった経験のある私には、見知らぬ人のウンコにイヤな感情はまるで湧かず、むしろ貴重な研究対象として扱える素質がそなわったようです。

「カフカ」をお菓子と思っていた若き日の私

医学生のときには柔道部に所属していました。しかし、柔道に魅力を感じていたわけではありませんでした。熱心にとりくんでいる人には叱られてしまいそうですが、むしろあんな汚い「ぞうきんダンス」のような運動は大嫌いでした。東京医科歯科大学に入る前はまったく柔道などやっていませんでした。それでも大学に入って柔道部に入ることになったのには理由がありました。

高校生になっても、私はまだ女の子と手をつないだことがありませんでした。結核療養所の官舎に住んでいたことが大きかったと思います。それ以上に、母が非常に厳しく、どんなことがあっても女の子を自宅に呼ぶことを許しませんでした。

東京の医大に入って親もとを離れれば女性と当然つきあえるだろうと思って、それこそ一生懸命に勉強しました。しかし、念願の医大に入っても女性とはまったくつきあえませんでした。

女性が私によりつかなかったのです。第一の理由は、今から考えると私の容姿でした。勉強ばかりしていたため、体はガリガリにやせ、顔に肉がなく、眼だけがギョロリと光っていました。そのうえ、時代遅れの黒ぶちの眼鏡をかけ、洋服はボロボロで、ズボンの後ろにはいつも手ぬぐいをぶら下げていました。履いていたのはくたびれたズックでした。

第二の理由は、私に文化的素養がまるでなかったことです。医大に入学することだけを考え、丸暗記の受験勉強を通してきたために、入学後は同級生たちの話題にまるで入れませんでした。

当時、東京医科歯科大学の学生は日比谷高校、小石川高校、新宿高校などの有名都立高校出身者が半分以上を占めていました。彼らはドストエフスキーだの、カフカだのとよく話していました。私はドストエフスキーをウイスキーの一種かと思っていましたし、カフカは新しいお菓子の名前だと思っていました。

東京医科歯科大学に入学してまず考えたことは、女性とつきあうことでした。当時学生たちの間で流行っていたのは「社交ダンス」と「うたごえ喫茶」でした。

しかし、それまで女性に触れたことがない私は、社交ダンスなんて手が震えてできるはずがありませんでした。女性の前で口を開けて歌うことも恥ずかしくてできませんでした。

東京医科歯科大学には、私と同じように女性にモテない男がいっぱいいました。それらの男たちが入会したのが柔道部だったのです。柔道など興味もやったこともなかったのに、「社交ダンス禁止」という部則に惹かれて柔道部に入ったのでした。

不器用で整形外科医にはなれなかった

柔道部員は骨つぎや肩関節の脱臼治療などを皆できるようになっていたので、ほとんどが整形外科医になりました。私も医学部5年生のときから整形外科の医局に出入りし、大学院の籍の予約をとりつけることに成功していました。医学部6年生からインターン時代を通じて、整形外科医になるための訓練を受け始めました。

インターン生活もそろそろ終わろうとしていた1966年のことです。トイレでバッタリ会ったのがフィラリア病を研究しておられた加納六郎《かのうろくろう》教授でした。

「お前、柔道部だったな。今度奄美に熱帯病の調査に行くから、柔道部員から荷物持ちを2人探しておいてくれ」

私はトイレでいわれたことは、すべて忘れる癖があり、加納先生からの頼みもすっかり忘れていました。

熱帯病調査の旅に出る前日に「荷物持ちを探したか」と加納教授に尋ねられたとき、私はとっさに「探したのですが、見つかりませんでした」と嘘をつきました。「荷物持ちがいなければ、奄美には行けない、お前が責任をとれ」といわれました。

加納教授は皇室との縁戚関係にあたる方で、昭和天皇にも生物学を講義したことのある偉い先生でした。逆らえるわけがありません。同じく整形外科の大学院に籍の予約をし、柔道部員でもあった須川君と2人で荷物持ちをすることにしました。

しぶしぶ行った熱帯病の調査で、私はものすごい衝撃を受けました。奄美群島の加計呂麻島(かけろまじま)に行ったのですが、多くの住民に寄生虫が原因のフィラリア病が蔓延していました。この病気は脚が象のように太くなり、皮膚がガサガサになったり、陰嚢が極端に肥大したりする伝染病でした。

フィラリア病とは沖縄や奄美地方に昔からある風土病で、西郷隆盛もかかって大金玉になった話は有名です。

陰嚢が異常に大きくなった人たちは、蚊が媒介する伝染病だからと山奥に追いやられ、一人暮らしをしいられました。

加納先生は、このフィラリア病の研究者が少なかったこともあり、

「藤田、おまえは不器用で整形外科の医者にはなれない。フィラリア病の研究がお前にうってつけだ」

と整形外科医から熱帯病研究に転向するように私を説得しました。

確かに私は不器用でした。自分でもそのことはよく知っていました。一方、フィラリア

病の患者さんたちの悲惨な現実を目の当たりにして、この現実をなんとかしなければならないとも思いました。

伝染病のことはほとんど無知に近い状態でしたが、加納教授に口添えをもらい、東大の医学系大学院を受けて、東大の伝染病研究所(現・東大医科学研究所)で、フィラリア病を研究することになりました。

加納教授はこの調査に同行した須川君にも私と同じことをいって転向を促しました。須川君は有名な開成高校出身で、手先がとても器用で、加納教授からの転向の誘いをきっぱり断りました。その後、須川君は手の整形手術では世界でも数少ない優秀な整形外科医として、活躍しました。

整形外科医をやめた山中伸弥教授と渡辺淳一氏

考えてみますと、整形外科はとても難しい学問でした。

たとえば、胃がんの手術なら、どこからメスを入れるかなど手技は決まっていましたが、骨折の手術は骨折の場所によって、また単純骨折か、複雑骨折かなどの状況によって手術の手技はまったく違っていました。そのときの症例によって、手術の手技がまるで変わるのです。手術そのものも、その時の症例によって異なるのです。ですから、私のように脱臼の治療や骨つぎができるからなどの単純な理由で整形外科を選んだ人の中には、手術ができないと悩んだ人が多くいました。

身近な例を挙げますと、ノーベル賞を受賞した山中伸弥《やまなかしんや》京都大学教授は、大学の医局に初めて入局されたのが、大阪市立大学の整形外科でした。そこから国立大阪病院の臨床研修医になり、整形外科医として働いていました。

しかし、2年後に整形外科医をやめています。山中教授は手術があまり上手ではなかったと聞いております。

少し古い人となりますが、紫綬褒章や菊池寛賞の受賞者である文豪、渡辺淳一氏もはじめは整形外科医として活躍されていました。札幌医科大学の整形外科の大学院に1959年に入学し、論文名「P32による骨移植の実験的研究」で医学博士の称号を得ています。

1966年には札幌医科大学の整形外科の講師までされたのです。その後、1969年に突然、札幌医科大学を退職され、作家の道を歩まれ、数々の優秀な作品を世に出されました。やはり、整形外科の手術が渡辺淳一氏も上手ではなかったと聞いております。

私は不器用で、整形外科の手術がうまくできなくて、整形外科の道を途中断念しました。

同じ兄弟でも、私の弟は手術がうまく、若くから静岡市民病院の整形外科の部長として、活躍していました。弟は50代のときにすい臓がんで亡くなりましたが、死んで静岡市民病院から出ていくとき、大勢の医師や看護師に見送られました。医師として人望があり、したわれていたようです。

一方の兄である私は、寄生虫や細菌などの研究に熱中し、医学のタブーにばかり挑戦していたために、医学界ではすっかり〝変人〟と扱われるようになってしまいました。同じ兄弟でもずいぶん違った人生を歩みました。

でも今にして思えば、寄生虫や腸内細菌などを研究していたおかげで、病弱だった私自身の免疫力はますます高まり、こうして生涯現役の人生を貫けているのでしょう。

第2章

健康長寿のための食生活

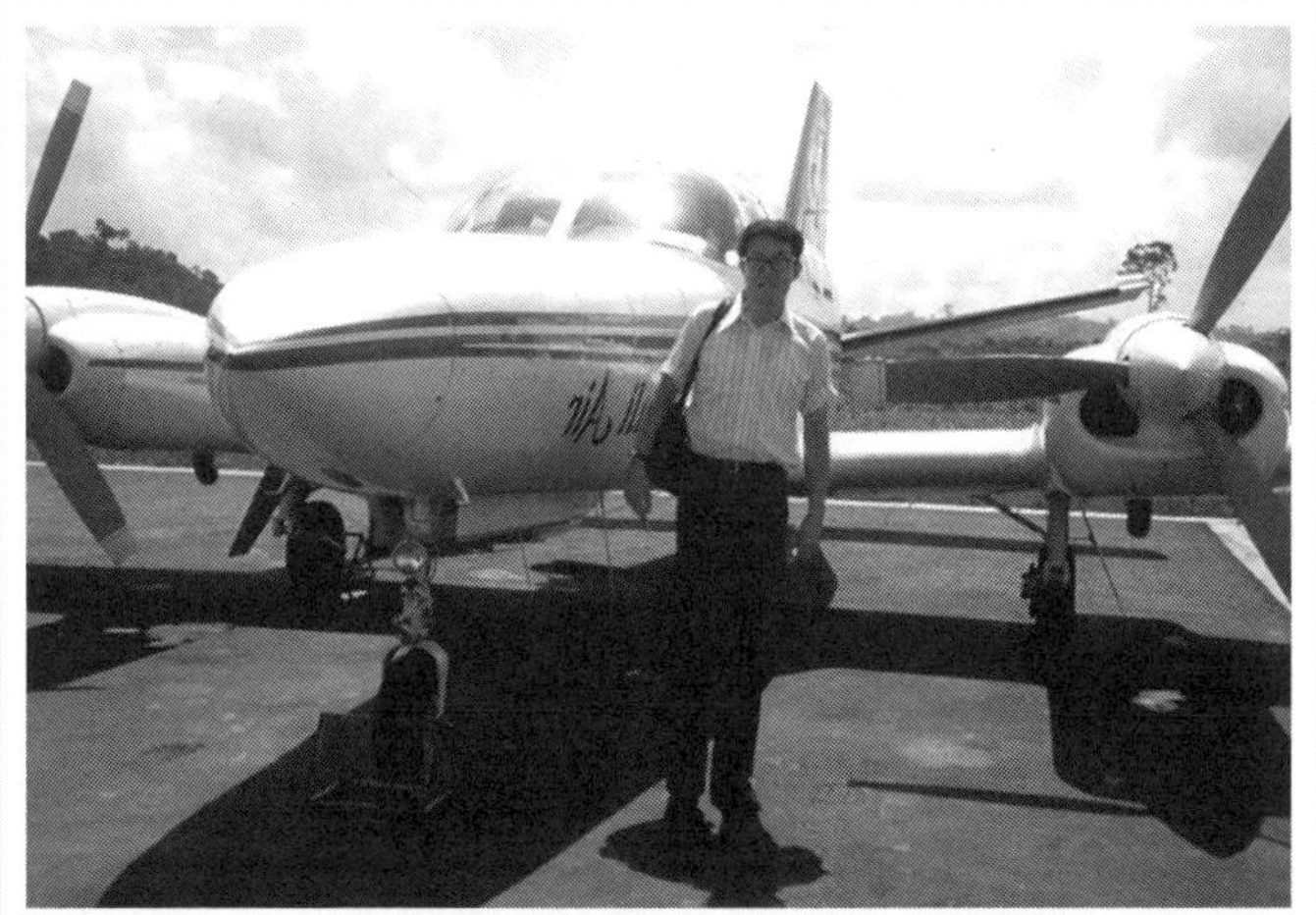

医療調査を目的に、発展途上国を中心に70カ国近くをめぐった。
「セスナで現地に渡ることもあり、とても怖かった」（筆者談）

アレルギー性疾患がないカリマンタン島の子どもたち

整形外科医を断念し、寄生虫学や熱帯医学、感染免疫学を専攻するようになった私ですが、初めてもらった給料は、三井物産の木材部の嘱託医のものでした。

1960年代の日本は、東南アジアとのラワン材貿易が盛んで、商社や企業が雪崩を打って現地に入りました。インドネシアのカリマンタン島でも三井物産、三菱商事、住友林業、ヤマハなど木材を必要とする会社がこぞって、ジャングルに入り込みました。そこではマラリアや腸チフス、アメーバ赤痢などの熱帯病が蔓延していました。これらの病気について、日本の一般の医師には知識や経験がなかったので、多くの駐在員が原因不明のまま死亡していました。

インドネシア・カリマンタン島の私の住まいは三井物産が借り入れた社宅でした。鍵もついておらず、地元の人が自由に出入りしている、川べりの民家でした。

なぜ川べりなのかといいますと、商社マンたちが住んでいたジャングルの奥地と村との間には、舟しか交通手段がなかったからでした。患者が舟で運ばれてきますと、私の家の前に直接舟をつけられるようになっていました。

私の家は診療所を兼ねていましたが、とても清潔といえる環境ではありませんでした。トイレは川の上にあり、私が入ると魚が寄ってきて、落としたウンコを競って食べていました。だから、私はウンコをするときは飛び上がってする習慣が身につきました。その魚はイカンブブスという、白身の魚でとてもおいしく、毎日おかずになって出されました。

こうした周辺住民のウンコがプカプカ浮いている川で、女の人が洗濯したり、子どもが平気で泳いだりしていました。私のお風呂はトイレの下流2メートルくらいにあり、ウンコの流れている川の水を使っていました。

ときどきスコールが降ると、裸になって石鹸を持って外に飛び出し、体を洗うのですが、スコールがないときは、この川の水を浴びるしかありませんでした。

私は三井物産の現地職員の病気の治療や健康管理の仕事のほかに、住民たちの健康調査をしました。子どもたちはウンコの流れる川で平気で遊んでいました。「こんな汚い川で遊んでいると病気になるよ」と何度も注意しましたが、子どもたちは私の意見を無視して、毎日川のなかで遊び続けていました。

子どもたちをよく観察してみますと、日本の子どもたちよりずっと元気です。しかも、アトピーや喘息などのアレルギー性疾患になっている人がいないことに気がついたのです。

虫との共生を終わらせた日本

インドネシア滞在6か月後、私は東大の大学院に戻りました。

東大伝染病研究所での研究は自由で、私は興味の向くままに細菌学教室、ウイルス学教室、免疫学教室に出入りしては、知識を吸収しました。実験も試行錯誤をくり返し、ヒトの血液中にある寄生虫抗原の精製に成功し、それをまとめた論文は海外の医学雑誌に掲載されました。1970年、私は東大で大学院を修了して医学博士の称号を受けました。

この寄生虫抗原の精製で、米国テキサス大学からコレラ毒素の精製を手助けしてくれという依頼があって、私は渡米することになりました。

アメリカ生活2年目に差しかかろうとしたとき、順天堂大学から助教授就任の要請が来ました。私はあいかわらず、細菌毒素や寄生虫抗原の精製の研究を続けていました。

そんな状況にあっても、インドネシアの子どもたちの健康が気になっていました。私はインドネシア・カリマンタン島の調査の旅をやめず、毎年のように通っていました。いつ行っても、カリマンタン島の子どもたちはウンコの流れるマハカム川で遊んでいました。

日本ではそのころ、アトピーや喘息にかかる子どもたちや花粉症などのアレルギー性

寄生虫の感染が低下するとともに
日本人にアレルギー性疾患が増加した

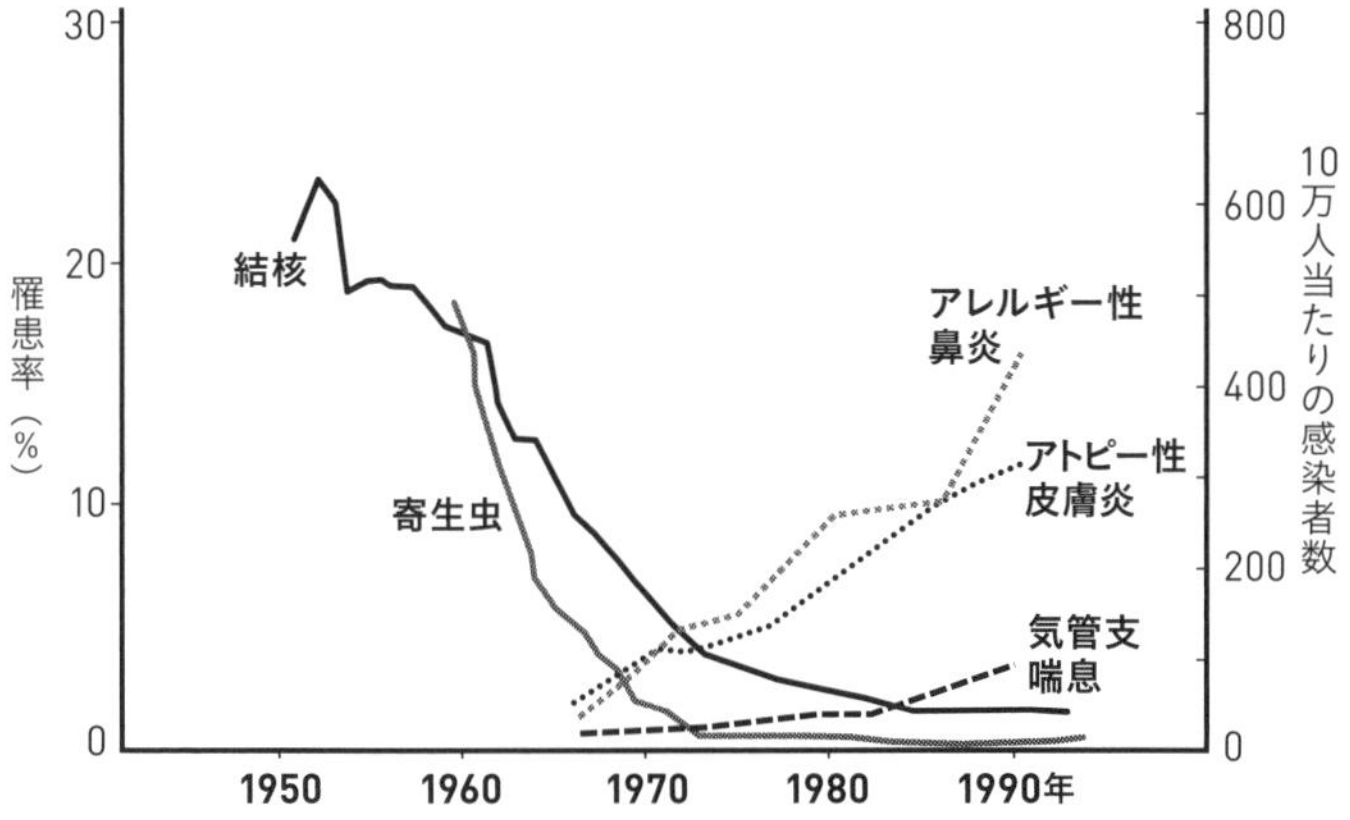

（出典）『清潔はビョーキだ』（藤田紘一郎／朝日新聞社）より

疾患にかかる人が年々増加していました。ところがカリマンタン島の子どもたちは、私が初めてインドネシアに訪問した１９６７年から10年以上経過しても、まったくアレルギー性疾患は見られなかったのです。

調べてみますと、ウンコが浮かぶ川で遊んでいるカリマンタン島の子どもたちは、全員が回虫に感染していました。日本もみんなが回虫持ちだった昔、アトピー性皮膚炎や気管支喘息、花粉症といったアレルギー性疾患がありませんでした。すでに１９００年代のアメリカでは、ヘイ・フィーバー（ブタクサ花粉症）患者数が増えていて、このころから先進国ではアレルギー性疾患が大問題となっていました。そうしたなか、「日本人は世界でもっともアレルギーになりにくい民族」といわれていたのです。

ところが、花粉症の日本人第一例が1963年に現れました。日光市の成人男性でした。日本には昔からスギ花粉が飛んでいたのに、1963年以前には、スギ花粉症は一人も見つかっていなかったのです。しかし、このときを皮切りに、アレルギー性疾患の患者は急増していくことになります。

一方、日本人の清潔志向は年々高まり、寄生虫感染率が低下していました。日本人の寄生虫感染率は60年代に10パーセント台、70年代で2パーセント台、80年代になると0・2パーセント台まで落ち込みました。そして、日本でアレルギー性疾患が増え始めたのが、寄生虫の感染率が5％台に低下した65年ごろだったのです。

寄生虫によるアレルギー抑制説

「回虫がアレルギーを抑えているに違いない」と、インドネシアでの経験から私は考えるようになりました。

思い起こせば、アレルギー性疾患になっている子どもがいなかった私の小学生時代、村の子どもたちはスギ鉄砲でよく遊んでいました。竹筒にスギの実を入れてパチンと撃つ遊びです。スギの実をとってくるとき、私たちはスギ花粉で、真っ黄色になっていました。男の子たちは「金髪にしてあげるね」と女の子の髪にもつけてあげました。女の子たちはとても喜びました。今、こんなことをしたら大問題になってしまうでしょう。しかし当時は、スギ花粉で遊んでいても、アレルギー性鼻炎で苦しむ子どもはいなかったのです。

そうやって思い出をたどっていくと、インドネシアのカリマンタン島の子どもたちに花粉症やアトピー性皮膚炎がないのは、彼らが持っている回虫のせいに違いない、と考えるようになったのです。

私は、寄生虫からアレルギー反応を抑える物質をとり出す実験を開始しました。

この研究で使ったのは、犬の心臓に寄生する犬フィラリアです。そのころ、私は順天堂大学で助教授をしていました。順天堂大学の心臓外科の先生たちは、野犬の心臓を使って実験をしていました。野犬の心臓には必ず犬フィラリアがいます。心臓外科の先生方が欲しいのは犬の心臓だけですから、虫を簡単にもらえるだろうとふんだのです。

ところが、当時の心臓外科の先生たちは大変ケチで、喫茶店で買った菓子折りと交換でやっと虫をくれました。たくさんの虫を抱えて喜んで帰る私を、「おかしなヤツだ」と心臓外科の先生たちが笑う声が聞こえてきたものです。

そうやってがんばって手に入れた虫を洗って、はさみで切ってすりこ木で細かくして、分析する。気の遠くなるような実験のくり返しでした。そうして5年以上もかかって回虫からアレルギー反応を抑制する物質を発見し、それを分離精製することに成功しました。

アレルギー反応を抑制する物質は、寄生虫の分泌物、排せつ液中に存在する分子量2万のたんぱく質(DiAg)でした。

私は、寄生虫体に存在しているアレルギー抑制物質の遺伝子や分子構造を確定しました。その成果はアメリカの科学雑誌「サイエンス」にも掲載されました。

しかし、寄生虫がアレルギーを抑えるしくみを日本のアレルギー学会で16年間も発表し続けたにもかかわらず、私の学説はまったく無視されました。

私は「サンデープロジェクト」というテレビ番組に出演したことがあります。

「インドネシアの子どもたちにはアトピーや喘息がない、彼らは腸に回虫がいるからだ」と私が話すと、司会をしていたコワい顔をした評論家が「藤田先生、寄生虫がそんなにいいことしているなら、あんた寄生虫を飼っているのかい」と食ってかかってきました。「いいえ、私は寄生虫を飼っていません」と答えると、「そんじゃ、話にならん」と彼は捨てゼリフを吐いたのです。

私はこの放送が終わるとすぐ研究室に戻り、どの虫をお腹に入れようか思案しました。結果、サナダ虫をお腹のなかで飼うのが最もふさわしいと考えたのです。「日本海裂頭条虫」という種類のサナダ虫は元気なときは1日20センチも成長しますが、人体に悪さをまるでしません。一方でアレルギー反応を抑える物質をたくさん持っているからでした。

『笑うカイチュウ』を書く

私は日光まで行ってスギ花粉をいっぱいとってきて、それを吸い込んで自分を花粉症にしました。がんばって、ひどい花粉症になりました。そこに今度はサナダ虫を飲んで、花粉症を治す人体実験を始めたのです。

結局、私は自分のお腹のなかでサナダ虫を5代、15年間にわたって飼い続けました。その間、私の花粉症はだんだん改善に向かい、ついに完治できました。サナダ虫は私の免疫能を高め、アレルギー反応を抑えるという実験結果を得ることができました。

第1章でも触れましたが、寄生虫をはじめとする微生物は人間の免疫力を高めてアレルギー反応を抑えるという、いわゆる「衛生仮説」が欧米の科学者により提唱されています。

アレルギー反応を抑制する寄生虫体内の物質（DiAg）

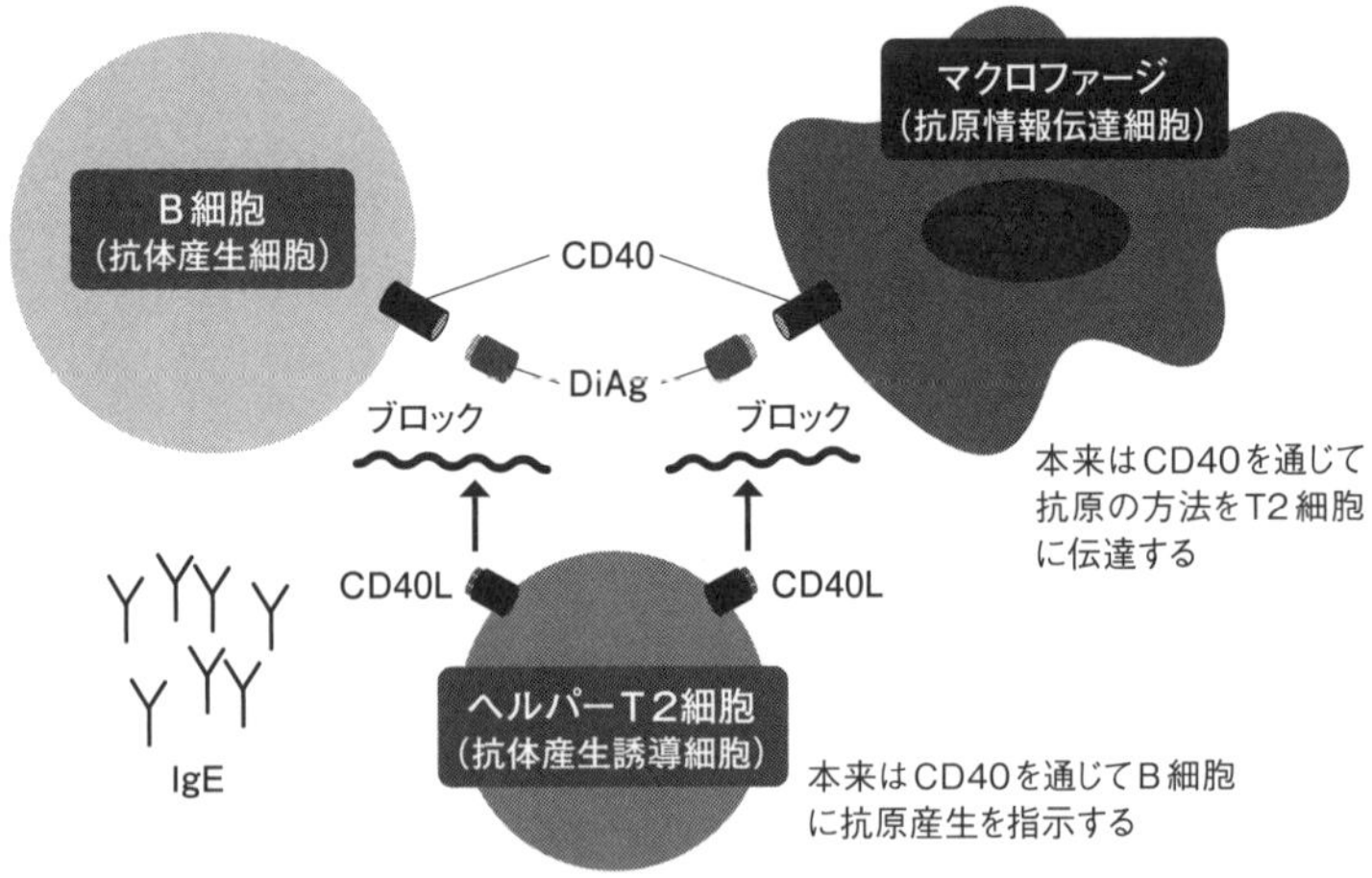

DiAgが抗体産生の伝導路の1つCD40をブロックすることによって
寄生虫が人体の中で安心して生きられるようになっていった

花粉症などのアレルギー性疾患は、１９６３年以前の日本にはなかった病気です。清潔志向が高まるにつれて増加し、現在では日本人の３人に１人が花粉症になっています。

　ところが現在でも、アトピー性皮膚炎や気管支喘息にかかっている患者は、農家の人に少ないといわれます。とくに酪農家の家庭ではあまり発症しません。また、幼いときから犬や猫などのペットと暮らしていると、アトピーや喘息になりにくいという研究報告が世界各地から発表されました。アレルギー性疾患が増えたのは、身の回りの微生物を一方的に排除した「キレイ社会」が原因と欧米では広く知られています。

今ではそれに賛同する日本の学者も、少なからず出てきています。30年以上前に私が発表したときには誰も耳を傾けなかったのですが、西洋人がいい出すと日本の学会はすんなり受け入れるようです。

当時、「キレイ社会がアレルギー性疾患を増やしている」と説く私を、周りの研究者たちは「藤田は変な奴だ」と噂していました。私は医学関係者よりも、一般の人々のほうが心も広く理解があると思い、『笑うカイチュウ』（講談社）という本を書きました。この本は予想に反して大変に売れてベストセラーになりました。

「カイチュウという虫は気持ちの悪い虫ですが、アレルギーを抑えているらしい」と、この本を読んだ人たちが噂し始めました。すると、NHKの「課外授業 ようこそ先輩」や「NHK人間講座」などのテレビ番組から出演依頼がきました。民放の「世界一受けたい授業」にも出演しました。朝日新聞では「清潔ニッポン健康学」というコラムを1年間掲載し、これをもとに『清潔はビューキだ』という本にもなったのです。寄生虫に対する関心は、一般の人々のほうが医学者よりはるかに高かったのでした。

日本人は腸内細菌も減らしている

私が三重県の小学校にいたころは児童全員が回虫という寄生虫に感染していました。回虫のメスの成虫は、毎日卵を2万個も産みます。しかし、その卵を人が直接口にしても回虫の感染は起こりません。回虫の感染が成立するのは、外界に回虫の卵を2週間放置するという条件が必要なのです。

畑でウンコを肥料として使っていた当時の日本では、回虫の卵が野菜にくっついたまま人が食べて、人体に戻るという生態サイクルがありました。そのため、かつての日本人は年中、回虫持ちだったのです。

しかし、敗戦の結果、アメリカ軍が日本を占領したことにより、寄生虫撲滅運動が起こりました。「回虫がいる日本人は不潔だ」と進駐軍に不快感をあらわにされ、薬剤を使って駆虫を熱心に行っていったのです。

日本人の回虫感染率は激減し、100パーセント近くあった日本人の回虫感染率は70年代で2パーセント、80年台には0・2パーセント、そして最近では日本で回虫に感染している人はほとんど見られなくなりました。

回虫の感染率と同じように減ってきたのが、日本人の腸内細菌の数です。腸内細菌の数は、糞便の大きさで判断できます。糞便の約半分の量が生きた腸内細菌と死んだ腸内細菌とで占められています。したがって、糞便を調べれば、腸内細菌の種類とその量がわかるというわけです。

食物繊維の研究をしておられる姫路工業大学（現・兵庫県立大学）の辻啓介教授によると、日本人の糞便量が戦後50年間で大変に少なくなったということです。日本人の食生活が欧米化した結果、食物繊維の摂取量が極端に少なくなったからだと述べています。

確かに終戦直後は、１人当たり１日27グラムもあった食物繊維摂取量が、今では12グラムまで減少しています。終戦時は大変な食糧難でしたが、「飽食の時代」と呼ばれる現代を生きる私たちは、あの時代の人たちと比べ食物繊維の摂取量が半分以下にまで減少しているのです。

私たちの調査によりますと、戦前の日本人の糞便量は1日１人当たり約４００グラムもありました。大きめのバナナ1本がだいたい１００グラムですから、バナナ４本分ものウンコを戦前の人たちはしていたわけです。

ところが、戦後だんだんと量が減り、今では1日1人当たり２００グラムぐらいになっています。若い年齢層では１５０グラムぐらいが多く、便秘で悩んでいる若い女性の場合

腸内細菌のエサである食物繊維の摂取量が減ると
免疫力が低下し、喘息やうつになる人が増えた

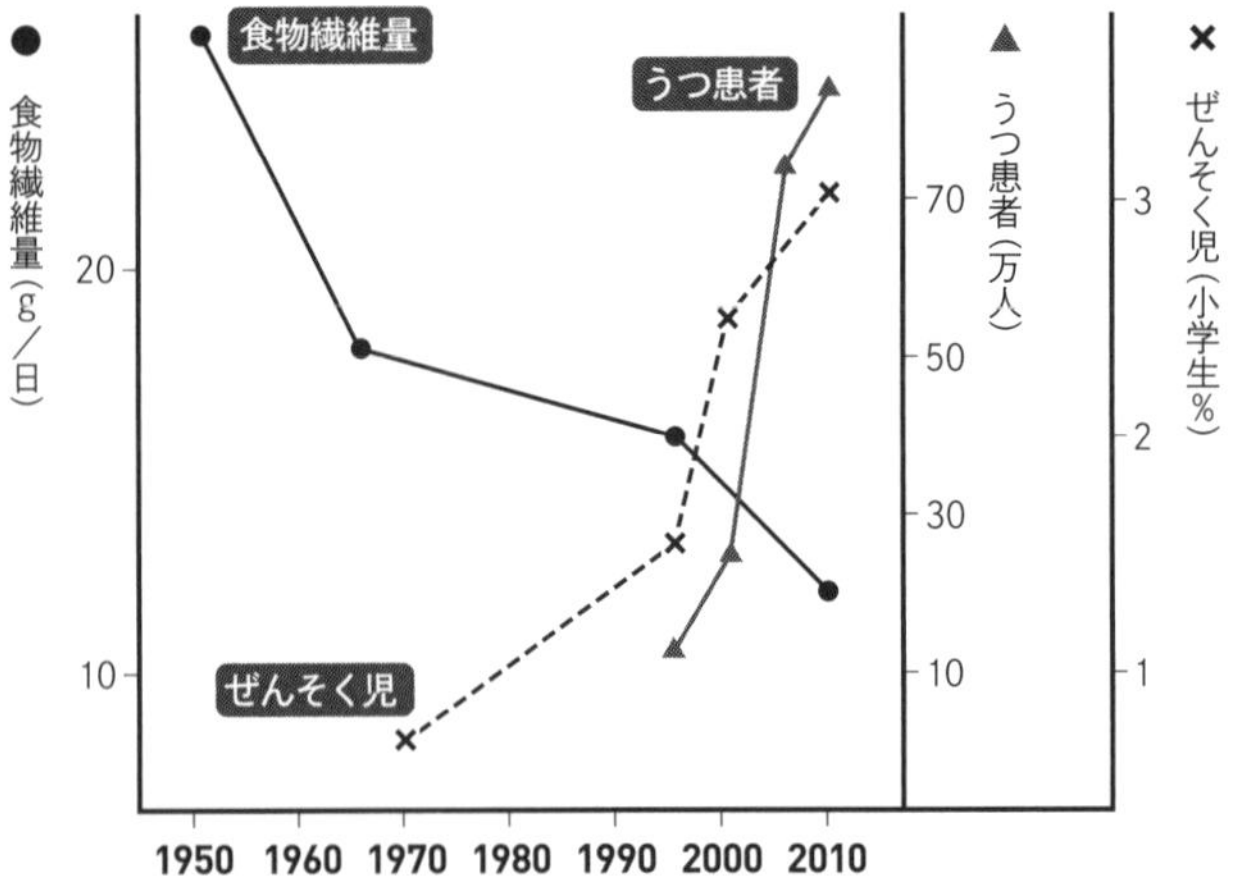

は80グラム程度しかないという調査結果もあります。

野菜や豆類の摂取量が減ったことで、腸内細菌のエサとなる食物繊維の摂取量も減ってきたためです。日本人の野菜摂取量は1985年に1人当たり年間110・8キログラムあったのが、1995年に108キログラム、1999年には102・8キログラムまでどんどん減っています。

また、日本人の腸内細菌の減少した原因には、食生活の乱れやストレスが多い現代の社会環境もあると私は考えています。

免疫の7割は腸でつくられる

私は約30年間、腸内細菌の研究を続けてきました。

長さが10メートル近くある腸管ですが、それを広げると約30平方メートル、バドミントンコートの半分にもなり、そこにまるでお花畑が広がるように腸内細菌が棲息しています。

腸管には消化吸収の細胞だけでなく、神経細胞も存在しており、その数は10の8乗個にも及んでいるということです。これは脳以外に分布する神経細胞の約半分です。

免疫学に関していえば、全身のリンパ球の約70パーセントが腸管に集中していて、抗体全体の70パーセントが腸管でつくられています。この事実により、免疫の約7割は腸でつくられるということができます。腸管が免疫に果たす役割は非常に大きいのです。

その免疫力の強化に働いているのが腸内細菌です。腸内細菌は成人で約200種類以上、100兆個以上もいて、重さにすると2キログラム近くになるといわれています。胃のなかに棲む細菌は強い胃酸のために1000万個と少なく、小腸上部でも1000億個くらいですが、小腸下部ではそれよりさらに多くなり、大腸では100兆個以上にもなります。

また、最近の研究では、培養できない細菌が腸内に多数存在していることがわかりました。16SリボソームRNAという分子生物学手法により、腸内細菌は少なくとも1800属、4万種類程度は存在しているとも報告されています。

腸年齢が若いと長生きする

ここで腸内細菌の働きを見てみたいと思います。

・病原菌を排除する

たとえば、O157菌に感染しても、腸内細菌が十分にいれば排除してくれるので、食中毒を発症しません。

・消化を助ける

食物繊維を消化できるのは腸内細菌だけです。

・ビタミンを合成する

ビタミンB群やビタミンKを合成しているのは腸内細菌です。つまり、それらの栄養素を含む食物をとっていても、腸内細菌の数が少なかったり、細菌叢のバランスが崩れていたりすると、合成量も減ってしまいます。

・幸せ物質の前駆体を脳に送る

幸せ物質であるドーパミンやセロトニンの合成には、腸内細菌の働きが必要です。

・免疫力をつける

免疫の70パーセントは腸内細菌がつくっています。

このような腸内細菌の働きがあるため、腸が原因と考えられる病気は脳から心臓、そして関節まで、あらゆる部位に及びます。まさに腸の不調、腸内バランスの崩れは、万病を引き起こすというわけです。

腸内細菌の種類と数は培養できるだけでも、前にも述べた通り、200種類以上、100兆個以上、重さにすると2キログラム近くに達するとされます。

これらの腸内細菌は互いに栄養をやりとりしながら、密接な関係を築いています。ビタミンを合成する細菌がいるかと思えば、腸が放出した物質を有用なものに換えるリサイクル菌もいます。「腸のなかに別の臓器があるようなものだ」と、腸内細菌研究の第一人者である、光岡知足《みつおかともたり》東大名誉教授が述べていました。

理化学研究所の辨野義己《べんのよしみ》博士と光岡知足名誉教授のデータによれば、長寿地域として有名な沖縄県と山梨県北都留郡棡原《ゆずりはら》村（現・上野原町）の高齢者の腸内フローラは、東京都の高齢者に比べて善玉菌が多く、「腸年齢が若い」ということがわかりました。

沖縄県の高齢者の腸内細菌は東京都の高齢者に比べて、善玉菌のビフィズス菌が約10倍多く、悪玉菌のウェルシュ菌は１００分の1ほどだったのです。沖縄県の高齢者の腸年齢は東京都の高齢者に比べて、とても若かったのです。腸年齢が若いと長生きできるのです。

日本人はすごい腸内細菌を持っている

多様性豊かな腸内細菌は、常に勢力争いをしながらコミュニケーションをとりあうことで、体内活性物質をつくったり、新陳代謝をうながしたりしています。

ここでちょっと話がそれますが、私がテキサス大学に留学していたときの話をさせてください。あれはもう40年以上も前のことです。

ある日、指導教授であるフィンケルシュタイン先生のホームパーティーに呼ばれました。私たちの研究室はコレラ菌の研究をしていたため、中国、韓国、ベトナム、タイ、インドなど、コレラ流行地であるアジア地域からの留学生が多くいました。そこで、パーティーにはそれぞれお国自慢の手料理を持ち寄ることになりました。

韓国人はキムチとチヂミを、中国人は肉まんを、ベトナム人は野菜入りの生春巻きを、インド人はカレーを、そして日本人の私は海苔巻き寿司とワカメの入った味噌汁を持っていきました。フィンケルシュタイン先生は頭髪が薄かったので、海藻を食べさせてあげたら喜ぶのではないかと単純に思いついたからでした。

フィンケルシュタイン先生はそれぞれのお国自慢の料理をおいしそうに食べていました。ところが、私がつくった日本料理の前でピタリと立ち止まり、食べようかどうか一瞬迷っていました。私の期待に満ちた熱い視線に気づき、意を決して、味噌汁のなかの長いワカメをつまみ出し、口に入れました。が、すぐに吐き出したのです。

「世の中でいちばんまずい料理は日本食だ！　日本人は毎日ビニールひもを食べているのか？」

そういって、私をにらみつけたのでした。若き日の忘れがたき思い出です。

今でこそ、和食も無形文化遺産となって世界に広く認められるようになりました。しかし、海藻を食べたことのなかった当時の欧米人には、紙かビニールを食べさせられているようだったのかもしれません。

私たち日本人からしてみたら、「どうしてこんなにおいしいものの味がわからないのだろう」と思ってしまうところです。実は、これも腸内細菌のせいなのです。

２０１６年、早稲田大学と東京大学大学院の共同研究グループは、日本を含む12か国のヒト腸内細菌叢のデータの比較解析を行い、腸内細菌叢の菌種組成が国ごとで大きく異なることや、日本人の腸内細菌叢の特徴を明らかにしています。

とくに、海苔やワカメなどの海藻に含まれる多糖類を分解する酵素遺伝子が、約90パーセントの日本人に保有されるのに対し、他国民の平均では15パーセント程度となりました。この酵素遺伝子が日本人集団に特徴的に広く分布しているとわかりました。

私たちの住む日本列島は、四方を海に囲まれていて海藻が豊富な環境にあったため、昔から日本人には海藻を食べる習慣がありました。海藻を食べるとき、海藻そのものだけでなく、付着している海洋微生物を同時に摂取しています。

日本人はその細菌を腸内細菌として定着させ、やがてその細菌から海藻を消化する遺伝子を自分にとり入れたのでしょう。それによって、海藻を消化するための酵素をつくり出せるようになったのだろうと考えられます。

つまり、本来は私たち日本人も持っていなかったと思われる海藻を分解する能力を、すでにそれを獲得していた海洋微生物から受けとったのです。これによって、日本人は海藻からさまざまな栄養素を吸収できるようになりました。

かつて遺伝子は、生殖によって次世代に渡される垂直伝播のみ、つまり親から子だけに受け継がれるものだと考えられていました。しかし実際は、遺伝子が種を超えて転移する「遺伝子の水平伝播」としても遺伝子の受け渡しが起こっているのです。

つまり、種と種の間に壁などあってないようなものです。

みなさんが「遺伝子がすべてを決めている」という考えにとらわれているなら、間違いです。今のあなたの周りに広がる環境は、あなたの遺伝子を変化させる力を持っています。

居住地域、社会環境、生活習慣、食習慣によって、腸内フローラの特徴も変化し、さらにおのおのの腸内細菌も違ってきます。腸は、私たち人体のなかにある広大な世界、そして宇宙のようなもの、ともいえるのです。

腸内細菌の違いが人の体質を決める

現代の私たちの食事内容は、急速に欧米化が進んでいます。

脂質や糖質摂取に大きく偏った食生活になってきています。海藻を分解できる腸内細菌を日本人がせっかく持っていたとしても、海藻を食べる機会が少なくなっていけば、今後、日本人に特徴的な腸内細菌も減ってしまうかもしれません。

現代社会に入ってから腸内細菌の多様性が減少し続けているということは、ここ最近では世のなかにも広く知れわたってきました。これは先進国の話ばかりでなく、発展途上国にも見られています。

アフリカの飢餓が起こっている地域では、「クワシオコア」という栄養失調症状が問題になっています。手足が折れそうなほどにやせているのに、お腹だけがぽっこりとふくれ、脚の浮腫や歯が抜け落ちるなどの症状も見られます。これは、食べ物が炭水化物の摂取に偏って、タンパク質が不足することで起こるとされています。

ただし、そのような食生活をしていても、クワシオコアが起こる子とそうでない子が存在するといいます。どうもこれは、腸内細菌の違いがカギになるらしいのです。

ワシントン大学の研究チームは、マラウイ(アフリカ)の一卵性双生児317組について調査しました。双子ペアの半分は栄養状態が良好でしたが、43パーセントで双子のうち片方がクワシオコアを、7パーセントが2人ともクワシオコアを発症していました。

研究チームは、片方のみクワシオコアを発症している双子の便を3年間にわたって摂取し、腸内細菌の組成が治療の前、間、あとでどのように変化するのかを観察しました。

すると、クワシオコアの子は栄養状態が良好な子と比較して、腸内細菌の組成が異なりました。また、クワシオコアの子は、栄養補助食品を与える治療によって一時的に栄養状態が良好な子と同じ腸内細菌の組成になりました。ところが、治療をやめるともとに戻ってしまうのです。加えて、腸内細菌を持たないマウスの腸へ発症児の便を移植すると、クワシオコアと同様の症状を示しました。

これらの研究から、クワシオコアを発症した子の腸内細菌は、異常な組成を持って成長してしまっていることがわかりました。結果として、腸内細菌がつくり出す必須アミノ酸を得られず、栄養失調に陥ってしまったようなのです。

私たちが日常の食生活でタンパク質をとらなければならないのは、必須アミノ酸を自力でつくる能力を持っていないからです。だからこそ、食物から必須アミノ酸をつくり出してくれる腸内細菌との共生が必要になります。

たとえ同じ母親から生まれ、同じような食生活や生活環境にあったとしても、また、一卵性双生児のように同じ遺伝子セット(ゲノム)を持っていても、人は腸内にそれぞれ異なる腸内フローラを持っています。その少しの違いが、成長や発達にまで異なった影響を与えているのです。

ちなみに、人間どうしでは、90パーセント以上の遺伝子を共有しています。ところが、腸内微生物の遺伝子の構成は、人それぞれで劇的に異なっていて、任意の2人の間では、平均5パーセントを共有しているにすぎないのです。

また、ヨーロッパの多数の研究者たちによって行われた研究では、腸内細菌の遺伝子数が個人によって大幅に異なり、しかも、その数が正規分布（自然界でごく一般的に見られる統計的分布）していないこともわかっています。

実際、77パーセントの人が平均で約80万個の固有な腸内細菌の特異的遺伝子を持っていて、残りの23パーセントの人は約40万個しかなかったという結果が出ました。この2つの集団には、驚くべき違いがありました。遺伝子数が少ない集団は、より肥満傾向にあったということです。

糖質制限食を始めてから、私は優しくなった

私も50代のころは肥満傾向にありました。

あのころの私は「瞬間湯沸かし器」といわれるほど、気に入らないことがあるとすぐにかっとするタイプでした。それがサナダ虫をお腹に入れてから少し優しくなりました。

さらに私を穏やかにしたのは、糖質制限食でした。

私は過去に何度も過食をくり返していました。中国出張では、必ずチャーハンを一人で2皿平らげていました。ストレスの発散を食に向けてしまっていたのです。糖質を摂り過ぎると、血糖値が急に上がり、そのあと急激に下がります。それとともに、精神は不安定になります。糖質をまた補給すれば、少しイライラがおさまるので、再び糖質を食べ過ぎます。それをくり返していると、人は怒りっぽくなるのです。

医者である私がいうのは恥ずかしい話ですが、過去2回、重度の糖尿病になりました。

1度目は20年ほど前にインドネシアで、長期にわたる調査活動をしたときです。暑いなか、毎日激しく活動をしていました。汗かきなので、脱水症状を抑えるためにスポーツドリンクを朝、昼、晩と飲み続けていました。すると、急激にやせてきたのです。1週間のうちに腹囲の脂肪組織はなくなり、腕の筋肉は細くなってしまいました。体重はいっきに5キログラム以上減り、尿はやけに泡立っており、なめてみるとあまかったのです。急いで血糖値を測ってみると、なんと空腹時で500㎎／dlになっていました。

帰国後、母校の東京医科歯科大学病院の糖尿病の専門の教授に診察してもらい、インスリン注射を打ってもらいました。そのときに指導された食事療法は、エネルギーの約6割を主食など糖質から摂取するというものでした。しかし、この食事療法では、私の高血糖はなかなか治りませんでした。

その後、血糖値は高めで推移しながらも、一応無事に過ごしていました。ところが、2010年にまた急激な体重の減少が始まりました。腹部や臀部の脂肪組織、そして筋肉までも失われる気がして体重を測ると、いっきに5キロ以上減っていました。血糖値を計ると、空腹時血糖が450㎎／dl以上になっていました。

考えてみれば、今回の高血糖も体力が落ちる夏場に起こっていました。おそらく私の糖尿病は、糖質のとりすぎと疲れによって、すい臓が疲弊してインスリン分泌に問題が生じることに起因するのではないかと考えました。

そこで、よく調べてみると、江部康二先生（高雄病院理事長）が糖質制限食を推奨していました。この食事療法は極めて簡単で、カロリー総量はあまり気にせず、糖質だけを抜けばよいというものでした。食事のたびにカロリー制限にイライラしていた私でしたが、この療法では好きなステーキも心置きなく食べられます。早速この食事療法を実践しました。

結果、一般的な糖尿病のための食事療法ではなかなか改善しなかった高血糖が、インスリン注射も行わず、わずか2週間で空腹時血糖90㎎／dlまで、低下しました。

血糖値の指標である糖化ヘモグロビン（HbA1c）の値は10・4から6・1（正常値は5・8未満）まで改善し、体重も10キロ減って、ダイエットにも成功しました。

この糖質制限食によって血糖値が改善しただけではなく、中性脂肪もすみやかに減少し、善玉コレステロールであるＨＤＬの値は増加しました。

何よりうれしかったことは、すぐにカッとなり、イライラすることが多かった私が、穏やかな気持ちで過ごせるようになったことです。糖質の摂取量が減ったことで、血糖値の変動が穏やかになり、精神も安定するようになったのでした。

何事も飽きっぽい私ですが、糖質制限食はリバウンドも挫折もしないで10年以上も続けております。そして、いつの間にか私は80歳を迎えました。

糖質制限でリバウンドしない方法

２０１９年、『私が糖質制限でリバウンドも挫折もしない理由』（扶桑社新書）という本を出版しました。

一般に、糖質制限によるダイエットは長続きしないとされます。

しかし、何事もがまんできなく、すぐ欲求に負けてしまう私が、糖質制限はリバウンドも挫折もしないで続けてこられました。自分でも不思議です。

ダイエットの考え方に「セットポイント説」というのがあります。これは「体脂肪量は常に一定になるよう脳によってコントロールされている」という考え方です。

このことに私は早くから気がついていました。食事制限によるダイエットが長続きしないのは、何よりも食べるという日常的な楽しみが奪われるとともに、健康的な体重維持に必要な栄養素をとれなくなることが原因です。

従来のダイエット法のようにカロリー制限をすれば、短期間で確かに体重は落ちます。しかし、体脂肪量がセットポイントより減ると、脳は食欲を強めて、摂取カロリーを増やそうとして、結果的に反動でものを食べ過ぎてしまうことになるのです。

私が実践している糖質制限では、「糖質を抜く」という以外は、食べたいものを好きなように食べていました。また、ある日突然に糖質を完全に抜くという完璧なやり方ではなく、脳の「食べたい」という気持ちを鎮めるために、昼食に小さな茶碗に半分だけ五穀米を食べるなど、無理を感じないところでゆるやかに糖質制限をしていきました。

ストレスもなく、栄養が偏ることもなかったので、脳の暴走を起こさずにすんだのでしょう。体重は85キログラムから75キログラムまで落ちて、その後10年間変わっていません。

体は日々「ゴミ出し」をしている

２０１６年にノーベル生理学賞、医学賞を受賞した基礎生物学研究所（現・東京工業大学）の大隅良典《おおすみよしのり》先生は「オートファジー（自食）」のメカニズムを解明しました。

オートファジーとは、ギリシャ語の「自分（auto）」と「食べる（phagy）」をくみあわせた言葉です。直訳すれば「自分を食べる」という意味。「自食作用」とも訳されます。

私たちの体は、約37兆個の細胞からつくられています。それらの細胞が、古くなった自らを壊すとき、「自分を食べる（オートファジー）」という方法を使うのです。つまり、オートファジーとは、体内でくり広げられる見事なリサイクルシステムの一環です。

たとえば、私たち人や動物は、食べ物から１日に60〜80グラムのタンパク質を摂取し、分解したのちに、人体の構成要素として活用しています。

それとは別に、体は自分のタンパク質の１〜２パーセント（成人男性で約２００グラム）を分解しています。そして、そのうちの70〜80パーセントを再びタンパク質として合成しています。人は、体をつくるタンパク質の材料のほとんどを、食事ではなく、自分自身の分解産物から得ているのです。

こうして考えると、私たちの体は「壊して築く」という「クラッシュ・アンド・ビルド（crush and build）」でできあがっているとわかります。

それではなぜ、生物は自分の体を毎日壊しては築くという、一見無駄なことをしているのでしょうか。

オートファジーは、生体が飢餓に陥ったときの栄養源確保の手段として昔から知られていました。細胞は飢餓やその他のストレスにさらされると、自己の一部を分解して栄養源にしているのです。

近年はそれに加え、大隈先生をはじめとする数多くの研究により、オートファジーのもう一つの重要な役割がわかってきました。それが「ゴミ出し」です。

細胞は、自分のなかに古かったり、傷ついていたり、誤って構成されていたりするタンパク質を認識すると、それを「リソゾーム」という細胞小器官を使って包み込みます。その中で、不要なものを酵素で小さな物質にまで分解し、他の分子につくり直しています。

ですから、オートファジーの働きが滞ってくると、細胞が弱ったり死んだりして、がん、神経変性疾患、２型糖尿病などの生活習慣病、心不全、腎症、感染症、各種の炎症など、さまざまな病気が起こってくるのです。

みなさんは友人と久しぶりに会ったとき、「ぜんぜん変わらないね」と、常套句のお世辞を並べるでしょう。でも、細胞レベルで考えると、骨は5か月、肌は1か月、腸管の上皮細胞でいえば数日で新陳代謝により入れ替わっています。ですから、「ぜんぜん変わらないね」というのは厳密にいえば間違いです。どちらかというと、「細胞が新しくて、活き活きしているね」のほうが、生物学的に正しいお世辞なのかもしれません。

つまり、私たちの体はまるで「源泉かけ流しの温泉」のように、古いものを捨てつつ、新鮮で新しい細胞を生み出しているのです。

糖質の過剰摂取が認知症を起こす

私たちの健康維持に欠かせないオートファジーの働きは、どのようにすればスムーズに起こせるのでしょうか。

オートファジーは、体が飢餓状態、つまり断食などを行うことで発動されることがわかっています。とくに効果的と私が考えるのが糖質制限です。

オーストリア、グラーツ大学の医学者フランク・マデオ博士は、体内でインスリンが分泌されなくなるとオートファジーが起こると長年の研究により突き止めました。

インスリンは、全身の細胞にブドウ糖（グルコース）をとり込ませる働きを持つホルモンで、すい臓から分泌されています。このホルモンは、ブドウ糖を豊富に含む糖質を摂取することで分泌されます。また、肝臓や筋肉でブドウ糖からグリコーゲン（貯蔵糖）が合成されるのを促進したり、貯蔵されているグリコーゲンが分解されるのを抑制したりしています。さらに、脂肪組織で脂肪が合成されるのをうながしたり、脂肪の分解を抑制したりする働きも持っています。

こうした作用のあるインスリンが、食事をすることですい臓から分泌されると、オートファジーの機能が弱まります。反対に、断食などによりインスリンが分泌されないと、オートファジーが起こることを、フランク博士は発見したのです。ですから、1日3食のほか、間食などをしてインスリンを頻繁に分泌させるようなことをしていると、細胞が自身をクリーニングする時間をとれず、細胞の老化が進んでいくのです。

しかも、白米やパン、麺類などを大量に食べるような糖質に偏った食事をしていれば、インスリンが過剰に分泌されます。この状況がくり返されると、やがて細胞がインスリンに抵抗するようになります。インスリンが細胞のドア（受容体）をノックして、「ブドウ糖をとり込んでくれ」といっても、細胞がドアを閉めて拒絶してしまうのです。

インスリンは、しかたなくブドウ糖を肝臓に送り込み、そこでブドウ糖は脂肪に換わります。インスリンの過剰分泌によって体脂肪が蓄えられてしまいます。ということは、インスリンの過剰分泌は肥満の大きな原因となっているということです。

現代を生きる私たちは「いつでもどこでも、糖質たっぷりのおいしいものが手に入る」という食生活をしています。しかし、オートファジーやインスリンの観点から見れば、そんな食生活は正常な働きを阻害します。現代の恵まれ過ぎた食生活が、肥満や老化、病気の発症、寿命とも密接につながっていたのです。

その代表的な老化と病気の一つが認知症です。

認知症の原因物質は、実はゴミです。ゴミが脳に捨てられた結果、認知症が起こってきます。たとえば、アルツハイマー病の原因物質は、脳に捨てられたゴミタンパク質である「アミロイドβ」と「タウタンパク質」です。

レビー小体型認知症の場合は「α-シヌクレイン」というゴミタンパク質が原因です。

レビー小体とは「α-シヌクレイン」という、繊維性のタンパク質が凝集した、円形の構造物です。これが脳内に存在することによって、パーキンソン症状を呈したり、認知症になったりするのです。この認知症やパーキンソン病の発症に「レビー小体」が関係していることを世界で最初に発見したのは、私の宇治山田高校の同級生、小阪憲司《こさかけんじ》君（横浜市立大学名誉教授）です。

オートファジーが機能せず、体内での「ゴミ出し」をしっかりできないことで、私たちは脳にまで重大な疾患をつくってしまうことになるのです。

認知症の人はヤセ菌が少ない

以前、『ヤセたければ腸内「デブ菌」を減らしなさい‼ 2週間で腸が変わる最強ダイエットフード10』という本をワニブックスPLUS新書から出版しました。この本を読んだ日本テレビのディレクターから「1つの食品を2週間食べるだけで、やせさせてくれないか」という注文が来ました。

「1品だけをとって2週間でやせさせることはとても無理な話だ」と思いながらも、酢キャベツを1食につき100グラム食前に食べてもらうことにしました。

被験者はかつて「なでしこジャパン」で活躍した丸山桂里奈さんのほか、4人のお笑い芸人でした。実験してみると、5人とも、バクテロイデス門の菌群が実験前に比べて顕著に増えていました。いわゆる「ヤセ菌」と呼ばれる腸内細菌は、バクテロイデス門の菌群に含まれています。

認知症患者とバクテロイデス菌

認知症患者は腸内にバクテロイデス菌の割合が少ない

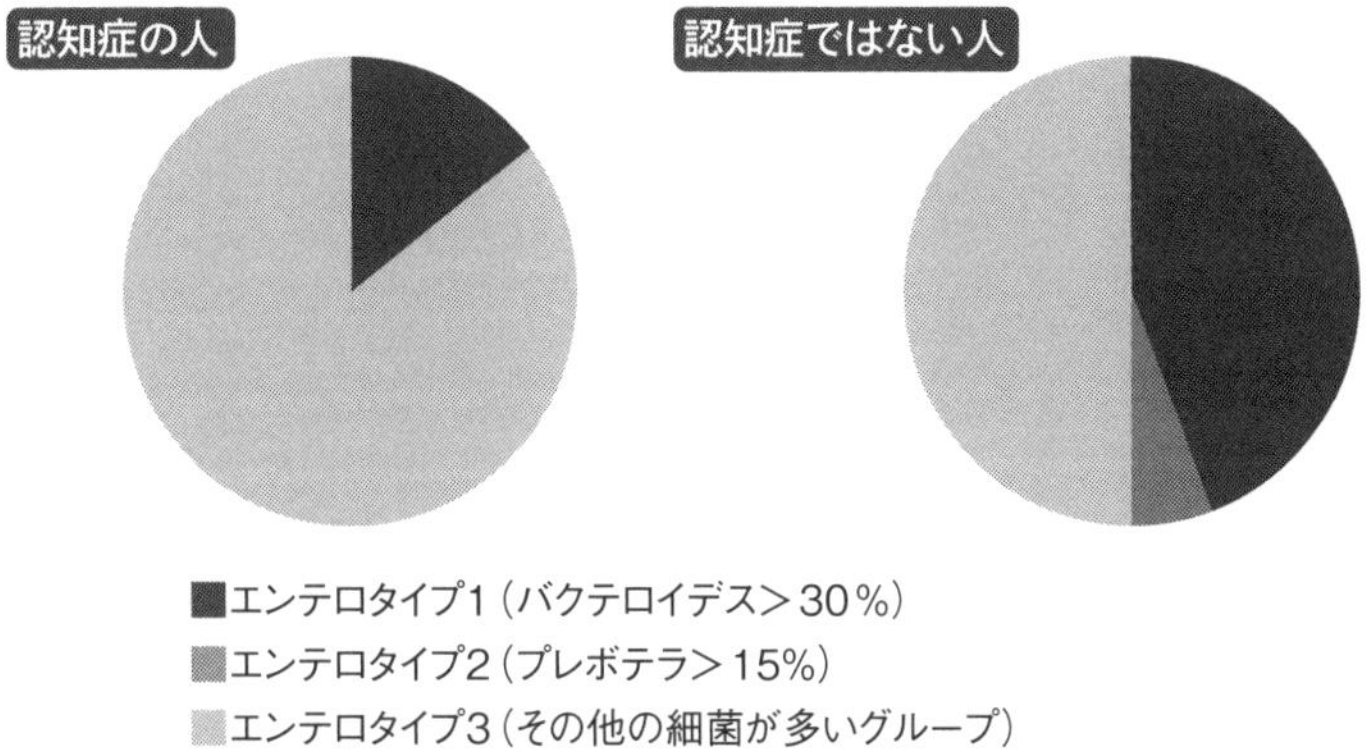

※出典　Scientific.Reports9,doi:10.1038/s41598-018-38218-7(2019)より

とくに丸山さんは、２週間で体重２・５キログラム、ウエスト８センチ減、ヤセ菌は25パーセントも増えていました。逆に、「デブ菌」と呼ばれるフィルミクテス門の細菌は、減少していました。

腸内細菌は、いわゆる善玉菌と悪玉菌と、そのどちらにも加勢する日和見菌にわけられます。バクテロイデス門とフィルミクテス門の腸内細菌はいずれも日和見菌に属していますが、バクテロイデス門はどちらかというと善玉菌に味方し、フィルミクテス門は悪玉菌が好きな日和見菌なのです。

最近、認知症と腸内細菌に関する研究が明らかになりました。

国立長寿医療研究センターの研究者たちが行った研究結果が英科学誌「サイエンティ

フィック・リポート」に掲載されました。認知症と診断された60～80代の128人に対して、腸内細菌の構成割合を分析しました。結果、バクテロイデス門が腸内細菌の3割以上を占めた人たちは、その他の腸内細菌の割合が多い人たちに比べて、認知症の傾向が低かったのです。認知症になる人は10分の1だったということです。

腸内細菌の構成割合と認知症との因果関係は、まだわかってはいませんが、私は「体の炎症」と関係があるのではないかと考えています。

バクテロイデス門の細菌群は「短鎖脂肪酸」をつくります。短鎖脂肪酸は、免疫細胞であるTリンパ球を活性させる一方で、炎症を抑制することが知られています。私たちの実験でもバクテロイデス門の細菌は炎症を抑えていることが明らかになっています。

そのほか、認知症になった高齢者では、善玉菌が減少し、悪玉菌が増えていることもわかっています。乳酸菌やビフィズス菌など腸にいる善玉菌は、脳における神経伝達物質やその前駆体を産生することも知られています。

寿命が延び、高齢者が増えるとともに、認知症の患者も増えています。

認知症を予防するためには、酢キャベツなどを日常的に食べ、腸内環境をよくするように努力することが必要なのです。

アルツハイマー病の犯人は「ミクログリア細胞」

認知症の原因物質は、ゴミタンパク質である「アミロイドβ」と「タウタンパク質」であると前述しました。

ところが最近の研究では、アミロイドβを除去しても認知症の病状が改善しないことがわかってきました。これに代わって「主犯格」と注目されてきているのは、脳神経細胞内にたまる異常な「タウタンパク質」です。このタウタンパク質は強力な毒性を持っていて、細胞を内側から壊し、記憶や感情を奪うことが判明しました。

さらに、タウタンパク質の働きを助長する強力な共犯者として、脳内免疫細胞の「ミクログリア細胞」が注目されてきたのです。

脳には、情報伝達を行う約1000億個のニューロン（神経細胞）があり、神経細胞どうしの隙間を埋めるようにグリア細胞がびっしり存在しています。その数は神経細胞の5〜10倍ぐらいあり、神経細胞の保護や栄養分の運搬、有害物質の遮断、神経伝達の迅速化などを担っています。

この大切な働きをするグリア細胞のなかに、ミクログリア細胞があります。ミクログリア細胞は脳や脊髄に点在し、神経細胞を監視したり、アミロイドβなどのゴミタンパク質を除去したりしていることがわかっています。

ところが一方で、ミクログリア細胞が脳内で炎症を引き起こすことが、最近の研究で明らかにされてきたのです。ミクログリア細胞が過剰に活性化すると、神経栄養因子や保護因子を放出すると同時に、炎症性サイトカインや一酸化窒素、活性酸素、興奮性アミノ酸など神経細胞を傷害する「毒」を発してしまうのです。これが脳に炎症を起こしていることが明らかになってきました。

あとで詳しく述べますが、私は過去に頭を強打して、硬膜外血腫を起こし、手術で血腫を除いたことがあります。

頭部打撲などによって、脳または脳を包む髄膜が損傷し、その刺激でミクログリア細胞が活性化するケースがあります。ほかにも腸や内臓に生じる炎症によって、迷走神経が活性化し、その刺激が脳内に伝わり、ミクログリア細胞を活性化させるケースもあります。

それればかりでなく、脳のミクログリア細胞は、軽く見える病気やケガで生じた小さな炎症を長時間かけて過剰活性化させる可能性があります。しかも、いったん活性化すると、簡単には沈静化しないという特徴があるのです。

私はパーキンソン病の初期だろうか

私は最近、「手足がふるえる(振戦)」「筋肉がこわばる(筋固縮)」「動きが遅い(無動)」「バランスがとりづらい(姿勢反射障害)」という4つの症状が、自分自身にときどき見られることに気がつきました。実はこれらはパーキンソン病のときに現れる症状です。

パーキンソン病は40~50歳以降に発症することが多い難病の一つです。中脳の「黒質」という部位で、神経伝達物質のドーパミン量が減少することで、体がうまく動かなくなっていくのです。ハリウッドの大スターだったマイケル・J・フォックスさんが若くして発症したことが有名ですし、「芸術は爆発だ」の名文句で知られた芸術家の岡本太郎さんもパーキンソン病でした。

パーキンソン病の進行は、リン酸化された「α-シヌクレイン」の凝集の速度でわかります。α-シヌクレインは、パーキンソン病を含む一連の神経変性疾患に関与するタンパク質で、レビー小体型認知症の原因物質でもあります。つまり、パーキンソン病とレビー小体型認知症はともに同じゴミタンパク質が原因で起こってきます。

そのため、この2つの病気は高い確率で合併しやすいのです。

なお、パーキンソン病の場合、運動障害が発生する前に便秘などの消化管症状が現れることが多く見られます。これはなぜでしょうか。

ドイツの神経変性疾患センター（DZNE）の研究で、α-シヌクレインが、脳から胃へと移動する特定の経路を持つことが動物実験で明らかにされました。

中脳で発現したα-シヌクレインが、中脳から延髄に移動し、延髄内では迷走神経の長い繊維のなかを移動しながら、約6か月もかけて胃壁に到着していたのです。さらに胃壁にある神経終末でα-シヌクレインが蓄積し、神経損傷を引き起こしていることもわかっています。

一方、デンマークのオーフス大学のエリザベス・スヴェンソン博士は、パーキンソン病の発症リスクに関する新たな研究成果を米国の学術雑誌「Annals of Neurology」に発表しました。

1970年から1995年までに消化性潰瘍治療の一環として「迷走神経切離術」を受けた1万5000人のデータを解析し、この手術を受けた人は受けない人に比べてパーキンソン病になる確率が有意に低かったというものです。

この事実は、パーキンソン病の原因物質α-シヌクレインが、脳から胃へと迷走神経を通って運ばれていることを示す有力な証拠として注目されています。そして、パーキンソン病はこの病気に先立ち、胃腸の病変が起こることが示されたのです。

悪玉菌優勢の腸は、脳のゴミを増やす

ここで、パーキンソン病についてまとめてみましょう。

パーキンソン病は、ドーパミンと呼ばれる神経伝達物質をつくっている「黒質」という中脳の一部が消失したことによって発症します。

原因は、腸にもあります。腸管神経叢内にもα－シヌクレインは存在しています。腸のなかのα－シヌクレインは、腸内細菌の炎症作用や外界の環境要因にたえずさらされています。それらの刺激によってα－シヌクレインはやがて塊となって、レビー小体に変化します。それが腸管迷走神経系を介して脳内へと伝達されていくのです。なお、今回の研究で、腸から脳へという伝達路もあることがわかっています。

このように、脳の病気と思われていたパーキンソン病も、腸の働きと深く関係しているのです。

なお、レビー小体型認知症の原因物質は、パーキンソン病と同じく、レビー小体という

ゴミタンパク質です。一方、認知症の7割を占めるアルツハイマー病の原因物質は、神経細胞外にたまるアミロイドβと神経細胞内に蓄積するタウタンパク質といういずれも脳内のゴミタンパク質であることは前述しました。

通常では、脳の免疫細胞であるミクログリア細胞が、これらのゴミタンパクを貪食することで、脳は正常に保たれています。

ところが、ミクログリア細胞はときに暴走してしまうことがあります。原因の一つは、頭をぶつけるなど脳の傷害。また、脳から遠く離れた腸で悪玉菌が増え、腸内細菌叢が変化したことが原因で、脳のミクログリア細胞が活性化することもあるのです。

ミクログリア細胞が暴走すると、アミロイドβやタウタンパク質、レビー小体などのゴミタンパク質がどんどん蓄積し、一方で正常な神経細胞まで攻撃して、認知症をますます進行させていくのです。

実は、私は頭を強打してから、7か月以上も放置してしまいました。その間、だんだんと脚が上がらなくなったり、字が書けなくなったりしました。しかし、それが脳を強打したことが原因とは自分自身で気がついていませんでした。頭を打ったことなど忘れてしまっていたのです。

しかし、いよいよ眼が見えなくなってきました。そこでようやく「脳が原因だろうか。

認知症になってしまったのかもしれない」と自分で思うようになりました。そこで、母校の脳神経外科の前原健寿《まえはらたけとし》教授を訪れたのです。

早速、CT(コンピュータ断層撮影)で検査してもらったところ、左前頭部に大きな血腫ができていて、それが脳を圧迫していたことがわかったのです。早速この巨大な硬膜外血腫をとり除く手術を受けました。

結果、見えなくなっていた眼が見えるようになりました。字がきちんと書けるようになりました。脚がちゃんと上がり、いったんは正常に歩けるようになりました。

しかし、その後の丸6年の間に、血腫で刺激された私の脳はミクログリア細胞を活性化し続けて、私の正常な神経まで攻撃していったのでしょう。それによってパーキンソン病と思われる4つの症状を示すようになったのではないかと、正確に診断されたわけではないのですが、自分ではそう考えています。

認知症がイヤなら食物繊維をとろう

私の状態がパーキンソン病の初期に当たるかどうかは別として、腸内細菌叢が脳のミクログリア細胞を過剰に活性化させ、パーキンソン病の発症に深く関与してくることは確かなようです。

最近、私は加齢による運動能力低下を気にするようになりました。中学、高校ではマラソンランナーに選ばれていました。大学では柔道部に入ってキャプテンまで務めてきました。医者になってからも筋トレや水泳を続け、人の何倍も運動をしてきたつもりです。それなのに最近ではこのような運動があまりできなくなってきました。

加齢にともない脳の免疫細胞に慢性炎症が起こると、認知、運動能力の低下を招く化学物質を産生します。この炎症は年をとるにつれて誰でも起こりうることで、避けることはできません。

ただし、その進行を遅らせることはできます。それを裏づける研究が米国イリノイ大学で行われました。その方法とは、十分に食物繊維をとることでした。

善玉菌やバクテロイデス門の細菌が食物繊維を消化するとき、短鎖脂肪酸という物質を産生します。短鎖脂肪酸とは、乳酸菌などの善玉菌やヤセ菌が食物繊維などを分解、発酵することでつくられる物質で、酢酸や酪酸、プロピオン酸などの総称です。

短鎖脂肪酸のうち、とくに酪酸が脳の免疫細胞であるミクログリア細胞に対し、抗炎症作用を発揮していることがわかったのです。

米国イリノイ大学のジョンソン教授らの動物実験によると、食物繊維が腸内の善玉菌の成長を促進させ、善玉菌が食物繊維を消化する際に、酪酸塩などの短鎖脂肪酸を産生すると発表しました。

実験では、老年マウスと若年マウスのそれぞれのグループに、低繊維食または高繊維食を与え、血中の酪酸塩やその他の短鎖脂肪酸の濃度や腸の炎症性物質を測定しました。結果、高繊維食を与えた場合には、老年マウスと若年マウスともに、酪酸塩や短鎖脂肪酸のレベルが上昇しました。

しかし、低繊維食を与えた場合、老年マウスだけが腸の炎症反応を示しました。同じく低繊維食をとった若年マウスの場合は、炎症反応を起こしませんでした。

これは何を意味するのでしょうか。

老年マウスだけが低繊維食によって腸の炎症反応を起こしたということは、加齢による腸の脆弱性を示しているものと考えられます。

一方で、老年マウスに高繊維食を与えたところ、腸の炎症は劇的に軽減されました。

ジョンソン教授はさらに実験を続け、ミクログリア細胞に特有な約50種の遺伝子の解析をしたところ、高繊維食が老年マウスの炎症をやわらげているという証拠を見つけました。ジョンソン教授は、「食べるものは重要です。高齢者の食物繊維摂取量は推奨量よりも、40パーセントも少ないようです。十分な食物繊維をとらないと、腸ばかりでなく、脳の健康に関連する炎症に対しても、負の影響があるのです」と、警告しています。

私たちは、年をとればとるほど、若いときよりも、食物繊維を多くとるように努力したほうがよいということです。

腎臓も腸内細菌に左右されている

私が「パーキンソン病の初期ではないか」と密かに心配している理由の一つに、小学生のときに、ネフローゼ症候群にかかって1年近く自宅で寝込んでいたことがあるためです。それ以後、私は腎機能が悪く、血清クレアチニン値は今でも1・8㎎/dl(正常値：男性0・61〜1・04、女性0・47〜0・79)と悪い状態が続いています。

最近の東北大学阿部《あべ》高明《たかあき》教授らの研究では、腸内細菌が関与する代謝物が体内をめぐって、腎障害を引き起こすことを明らかにしました。

また、慢性腎不全のモデルマウスに便秘薬であるルビプロストン(商品名アミティーザ)を投与すると、腸内細菌叢が改善し、善玉菌の乳酸菌やヤセ菌といわれるバクテロイデス門の細菌などが増えていました。しかも、尿毒素の血中濃度の低下と腎機能の改善が確認されました。便秘を解消することによって腸内環境がよくなり、それが腎機能をよい状態に保ったということです。

逆に、便秘があると慢性腎臓病になりやすいことを、筑波大学の住田《すみた》圭一《けいいち》博士らが発表しました。便秘そのものが末期慢性腎不全の発症にかかわってくると明らかにしたのです。

一方、腎臓が腸内細菌の力を借りながら、腎障害に対応しようとするメカニズムのあることが、金沢大学の和田《わだ》隆志《たかし》教授らの研究で明らかになりました。急性腎障害を発症すると、腸内細菌がD-セリンという物質をつくり、それが腎臓に集まって腎保護作用を示すというものです。

いずれにしろ、これまでの研究は腎臓が腸内細菌の働きに左右されて、よくもなり、悪くもなってくることを示すものです。

私は、腸の研究に携わって以来、腸によい食べ物をとり、腸によい生活習慣を行うように努めてきました。確かにいろいろな症状が劇的に改善されましたが、最近ではお腹が張ったり、便秘気味になったり、手足の震えなどの症状が見えてきました。

これらの症状は、若いころの悪い生活習慣や食習慣が原因で、年をとることによって現れたものだと思っていました。しかし現在は、長い間の腸内細菌との関係が関与してきているのだろうとも思っています。

私は、エベレストに満80歳で登頂に成功した三浦雄一郎さんと、広島大学で長い間学長をされた原田康夫先生と年に3回ほど講演会でご一緒しています。

三浦さんは88歳を越えました。原田先生は90歳になります。原田先生は現在でも、オペラ「リゴレット」のアリアを、マイクなしで会場中に響きわたる声で歌っています。

お二人があれほど元気なのは、若いころから腸内細菌と上手につきあってこられたからなのだろうと感じています。

地中海食が健康な脳をつくる

認知症やパーキンソン病ばかりでなく、腎臓病の発症にも腸が深く関係していることがこれまでの話でわかっていただけたと思います。

認知症や腎障害を予防するためには腸の状態をよりよく保つこと、すなわち毎日食べる食事の内容が重要となってきます。

認知症を防ぐ食事として、有名なのが「地中海食」です。

地中海沿岸の食事は野菜、果物、豆類、穀類、オリーブオイル、魚類を多く摂取し、肉類、乳製品、赤ワインを少量とるのが特徴です。

ニューヨークのマンハッタンに住む成人を対象とした調査では、地中海食に近い食事をとっていた人は、とっていない人に比べ、アルツハイマー病の発症リスクが68パーセントも低かったのです。

地中海食の特徴は、活性酸素による酸化を防ぐ抗酸化物質を多く摂取できるということです。

野菜や果物は、抗酸化物質であるフィトケミカルを多く持っています。フィトケミカルの一種のポリフェノールは、アミロイドβなどゴミタンパク質の蓄積を抑制すると見られています。ポリフェノールは、赤ワインやコーヒーのほか、トマトやほうれん草、ブロッコリー、大豆、ゴマ、ブドウ、オレンジなどに豊富です。

野菜や果物のほか、魚も脳の健康によい食べ物と知られています。とくに、紅サケやサクラエビ、オキアミなどに多く含まれる赤い色素である「アスタキサンチン」は強力な抗酸化物質で脳に移行することが知られています。認知症の予防に適した食材です。

マグロやブリ、サンマ、イワシなどの青魚には、ドコサヘキサエン酸（DHA）やエイコサペンタエン酸（EPA）といった、動脈硬化を予防するオメガ3系の多価不飽和脂肪酸が豊富です。これは、血管性認知症の予防に効果があるとされています。

また、ＤＨＡは、すでに沈着した脳細胞のシミである「老人斑」を減少させることもわかっています。脳細胞の老人斑は、アルツハイマー病の脳に多く見られます。

スパイスでは、カレー粉に使うウコンの主成分「クルクミン」が認知症の予防に有効とされています。クルクミンを入れた試験管のなかでは、アミロイドβの凝集が抑えられたという報告があります。緑茶のカテキンも脳の老人斑を抑えることが知られています。カテキンはポリフェノールの仲間です。

認知症は脳に慢性の炎症病変が生じていることが多いと前に述べました。したがって抗炎症作用に優れたものを食べることで、認知症を予防し、脳を健康に保つ効果を期待できるといえるでしょう。なお、地中海食には欠かせないエクストラバージンオリーブオイルにも、強力な抗炎症作用があるとわかっています。

炎症を防いで健康長寿者になる

１００歳以上の百寿者のことを1世紀（センチュリー）生きたという意味で「センテナリ

アン」と呼んでいます。センテナリアンの特徴としては、とにかく慢性炎症が少ないことです。老化を抑えて健康寿命を延ばすには、慢性炎症を抑えることが必要です。

体のなかで慢性炎症が発生しているかどうかを調べるには、CRP（C反応性タンパク）の値を見ることです。

日本人間ドック学会によると、CRP基準範囲は0・3㎎／dl以下で、慢性炎症があると1・0㎎／dl以上になるということです。

無作為に80歳以上の高齢者100人のCRPを調べたところ、0・3〜1・0㎎／dlあたりが多かったのに対し、100人のセンテナリアンのCRPを調べてみるとほとんどの人が0・3㎎／dl以下であることがわかりました。

世界的長寿者が多い地域としてイタリアのアッチャロリという町が知られています。町の人口約2000人のうち、約300人がセンテナリアンだということです。

彼らの長生きの秘訣は、魚、オリーブオイル、ナッツ、野菜類を主体とした、地中海食にあるようです。地中海食を食べる頻度が高いほど、CRPが低くなるというデータもあります。地中海食は、慢性炎症を抑えて、結果的に認知症を防いでいると考えられます。

2015年、医学誌「ランセット」に掲載された研究では、年をとってから地中海食に替えただけで、認知力の低下が抑えられたという報告があります。

地中海食の特徴

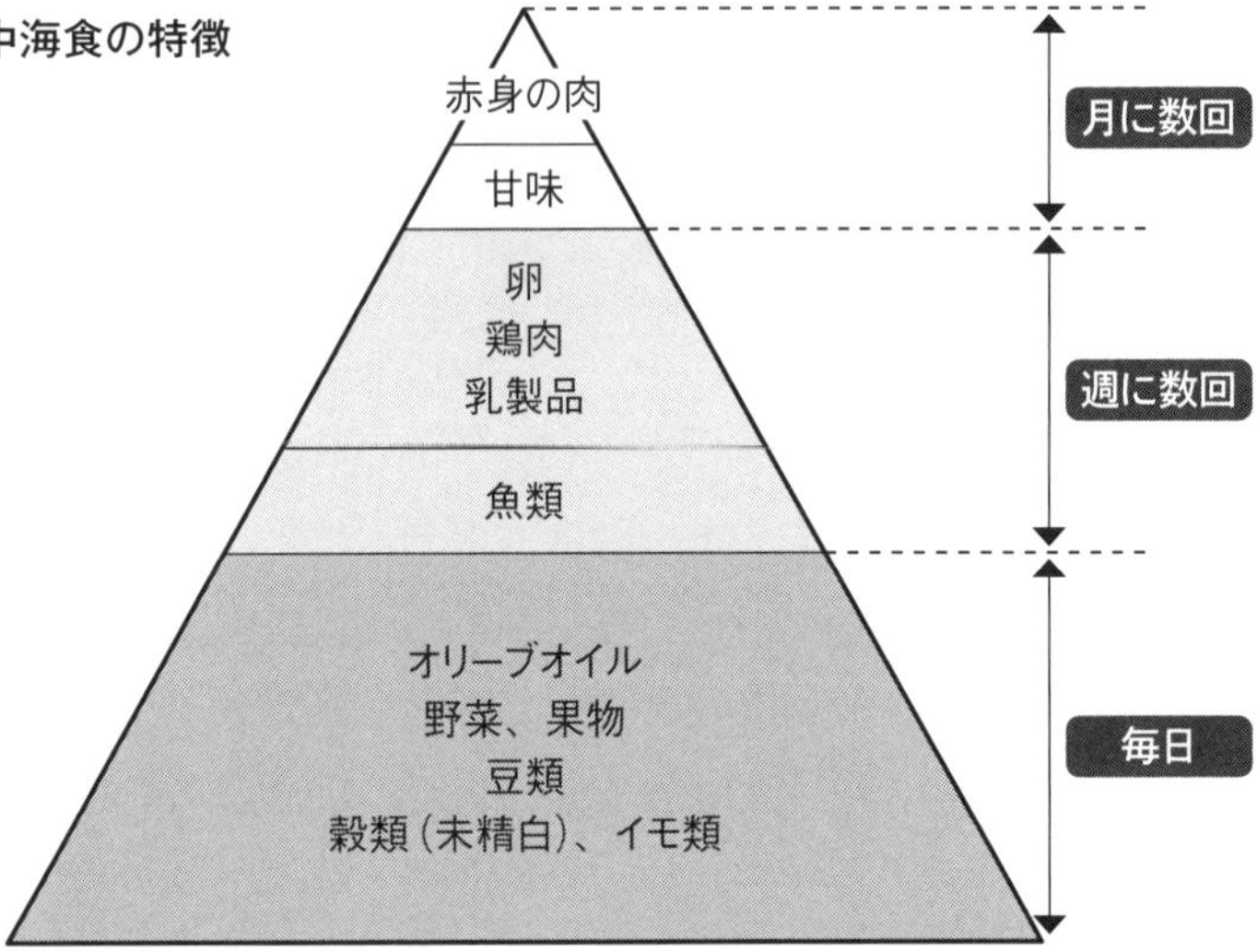

※出典　アメリカ農務省による「地中海食ピラミッド」より作成

老化予防を研究されている白澤抗加齢医学研究所の白澤卓二所長によると、アルツハイマー病の遺伝的要因はわずか3パーセントで、ほとんどが食生活を中心とした間違った生活習慣が原因だということです。とくに、炎症が重大な影響を持っていると伝えています。

記憶をつかさどる海馬の神経が死滅し、記憶障害の症状が出始めるのが、初期のアルツハイマー病です。アルツハイマー病になった脳は、慢性的な炎症状態にあります。

この炎症と関係ある食物が「脂の種類」です。不飽和脂肪酸のうち、魚に多く含まれるDHAとEPA、亜麻仁油やエゴマ油に豊富な「オメガ3系脂肪酸」、オリーブオイルや菜種油に多い「オメガ9系脂肪酸」は、炎症を鎮める働きがあります。反対に、ベニバナ油、コーン油、マーガリン、それに牛肉、豚肉に含まれる「オメガ6系脂肪酸」の過剰摂取は、炎症を助長します。

江戸時代と比べ、もっとも変化の大きいのが、加工食品の出現です。加工食品にはオメガ6系脂肪酸が多く含まれます。そのため、加工食品への依存度が上がれば上がるほど、オメガ6系脂肪酸の摂取量も増え、体内で炎症が起こりやすくなってしまうのです。

ケトン体は脳を元気にする

ココナッツオイル(ヤシ油)を摂取しただけで、数時間後に認知症の症状の改善が見られた症例があります。ココナッツオイルは中鎖脂肪酸が多く、脳に「ケトン体」を多くする食材と知られています。

ケトン体とは、β-ヒドロキシ酪酸、アセト酢酸、アセトンの総称で、絶食や低炭水化物食、激しい運動のときなど、体内のブドウ糖が枯渇した状態になったとき、ブドウ糖に代わるエネルギー源としてつくられます。体内にてケトン体が増加している状態を「ケトーシス」といいます。

ケトン体は酸なので、血中に多くなりすぎてしまうと、血液や体液が酸性になります。このような状態を「ケトアシドーシス」といいます。ケトアシドーシスとは、ケトーシスが著しく進んだ状態ですが、ケトアシドーシスは命の危険がある状態です。ですから、ケトーシスとケトアシドーシスはまったく異なるものです。

ケトアシドーシスは、重度の糖尿病の人に心配される症状の一つです。

糖尿病になると、インスリンの量が不足したり、その働きが悪くなったりします。こうなると、血液中のブドウ糖の濃度(血糖値)は高いのに、細胞はブドウ糖をとり込めずにエネルギー源として使えません。そこで、ブドウ糖に代わるエネルギー源として、脂肪を分解してケトン体がつくり出されます。重度の糖尿病になると脂肪の代謝が亢進し、血中にケトン体が集積します。こうなると、ケトアシドーシスが引き起こされ、ひどくなると意識障害を起こすことがまれにあります。糖尿病から起こるケトアシドーシスは危険であり、異常事態です。

このことがあって、ケトン体は体に悪い物質と長い間考えられてきました。

しかし実際は、そのような極端な例を除いて、ある程度のケトン体は極めて安全なエネルギー源となることがわかってきました。それどころか、ケトン体は脳細胞を活性化したり、認知症を改善したりするすばらしい物質であることが明らかになってきています。

ケトン体が脳細胞に届けられると脳細胞の炎症反応を抑え、酸化が起こらないように働くからです。とくにβ-ヒドロキシ酪酸は、エネルギー源となるほか、強力な酸化反応や炎症反応を抑制する作用を持っています。

認知症の予防に必要なこと

では、ココナッツオイル(ヤシ油)をとっただけで、認知症の症状が改善されたケースがあるのは、なぜなのでしょうか。

ココナッツオイルは、中鎖脂肪酸で体への吸収が速く、ケトン体を多く産生できる食材です。ココナッツオイルをとったことで産生されたケトン体が脳に送られると、脳の神経細胞の活性が起こり、短時間で認知症の改善が見られるケースがある、ということです。

私は「糖質制限食」を実践していますが、これもいわば「ケトン食」です。私たちの体はブドウ糖を使い切ると脂肪細胞を分解してエネルギー源とします。このときに発生するのがケトン体です。このケトン体が認知症を改善する有力な物質となることがわかってきているのです。

ここで、脳を元気に保つための食生活についてまとめてみましょう。これは、認知症の予防にも役立つはずです。

まず体をケトーシスにします。この状態は、体のいちばんのエネルギー源となる炭水化物が足りなくなるときに起こります。軽いケトーシス状態が認知症機能に最適ということがわかっています。

このケトーシスを促進するには、

- ご飯やパン、麺類などの主食、お菓子類などの糖質をなるべくとらない
- 適度な運動
- 短くとも12時間の断食

この3つをくみあわせることです。

なお、MCTオイル（中鎖脂肪酸トリグリセリドオイル）やオリーブオイル、アボカド、ナッツなどの不飽和脂肪酸をとっても、軽度のケトーシスが促進されます。

こうして認知症を促進する「炭水化物燃焼モード」から、認知症予防効果のある「脂肪燃焼モード」に体内環境を移していくことで、認知症を遠ざけることが可能です。

そのためには、くり返しになりますが、炭水化物はあまりとらないこと。そのうえで、

1日1回、短くても12時間の断食の時間を設けてケトン体を出させること。加えてココナッツオイルやMCTオイルをとるようにするとよいでしょう。

これらのことが、日本で急速に増加する認知症患者に対する重要な方策だと、私は期待しています。

認知症を防ぐタンパク質が見つかった!

現代社会で、私たちの健康を脅かしているものの一つが、活性酸素です。便利で、快適な生活を求めれば求めるほど、活性酸素が私たちの体のなかで発生します。

たとえば、ICカードなどは、電車にも地下鉄にもバスにも乗れる、大変便利なものですが、これを使うと、私たちの体は電磁波を受け、活性酸素が発生します。

また、抗菌グッズが市中にあふれています。抗菌グッズに触れると、皮膚常在菌が弱体化します。しかも、薬剤に含まれる化学物質に反応した免疫細胞が活性酸素を発生させ、それが弱体化した皮膚常在菌をさらに攻撃します。

ですから、現代社会に生きる私たちは、活性酸素を消す働きのある食品を努めてでもとる必要があります。そうした抗酸化作用は、植物性食品が持っています。色のついた野菜や果物、また、植物の香りや渋みなどの成分に、抗酸化作用があるのです。

以前に注目された水素水も、抗酸化力を持つ水です。東邦大学の石神昭人《いしがみあきと》博士と、東京都老人総合研究所(現・東京都健康長寿医療センター研究所)などの研究では、マウスの脳に蓄積していた活性酸素の量を、水素水が減らすことが明らかにされました。

また、日本医科大学の太田成男《おおたしげお》教授らの研究では、ストレスを加えたマウスに水素水を与えたところ、マウスの記憶力の低下が半減したということがわかりました。

記憶力に関係ある脳の海馬には、ストレスによって変性した細胞が蓄積しており、水素水を与えることによって変性細胞が減少したことが観察されたのです。

認知症は神経細胞が変性する病気です。その一因に活性酸素があります。水素水を与えることによって活性酸素が除去され、変性細胞の数が減少したことで、認知症が改善されたことも明らかにされました。

石神博士らの研究では、水素水を与えたグループは、ふつうの水を与えたグループに比べて、活性酸素の量が平均して27パーセントも少なかったということです。なお、脳内にたまった活性酸素は、アルツハイマー病を引き起こすことが、わかっています。

さらに、ストレスや活性酸素から脳を守っている成分が、九州大学の藤野武彦《ふじのたけひこ》名誉教授らのグループで明らかにされました。それは、ホタテなどから抽出された「プラズマローゲン」というタンパク質です。聞きなれない名前だと思います。海外では、1990年代から研究されていた成分です。認知症により亡くなった人の脳細胞を調べると、プラズマローゲンが著しく減少していることがわかりました。

プラズマローゲンはもともと人の脳神経細胞に多く存在します。強力な抗酸化作用があり、活性酸素から脳を守っている成分です。

これまでは、他の生物からこのプラズマローゲンを抽出できず、研究が立ち遅れていましたが、九州大学のグループが2006年プラズマローゲンの大量抽出に成功しました。

その後の臨床試験で、ホタテから高純度で抽出したプラズマローゲンをとり入れることで、認知症が改善したことが報告されました。このエビデンスは海外の一流医学誌でも認められています。

ただし、ホタテそのものを食べてもプラズマローゲンは体内に吸収されず、サプリメントでとる必要があるそうです。私も2年ほど前から、そのサプリメントを飲んでいます。

第3章

「キレイ好き」が腸内細菌を苦しめる

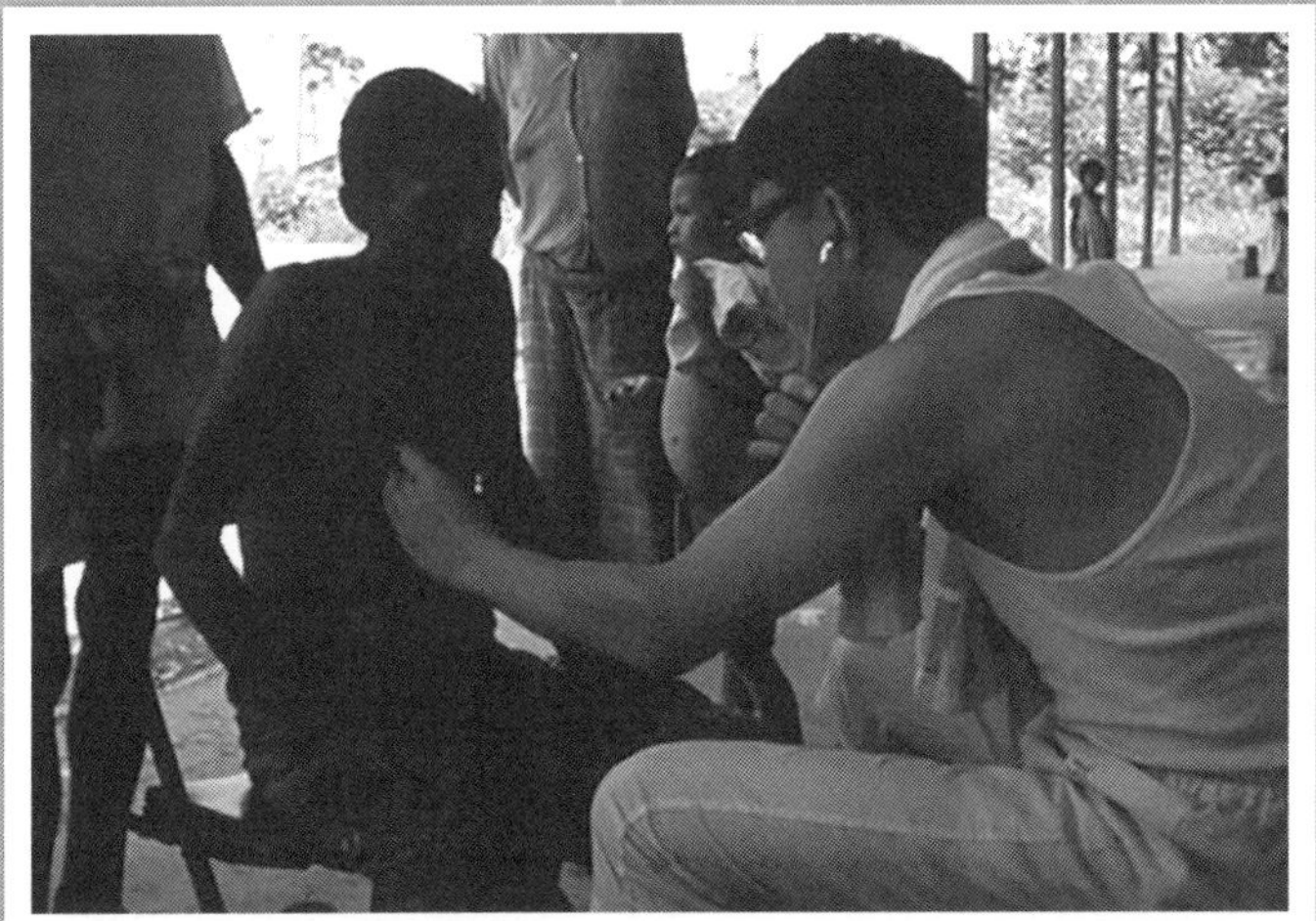

発展途上国の人は、寄生虫の感染率は高いが、アレルギー患者は少ない

健康の秘訣は「土を食べる」

「いつまでも、若々しく元気に生きる」というテーマを、私はいつの間にか追っていることに気がつきました。

しかし実際には、私の体では慢性炎症がいたるところで生じています。脳のミクログリア細胞が活性化し、脳細胞を傷つけていることも自覚しています。

なぜ、私の体はいたるところで慢性炎症が生じてしまったのでしょうか。

若いころの私は、慢性炎症などなく、免疫力も強く、体が痛いなどという感覚も知らないほど、元気そのものでした。

ところが現在では、脳のミクログリア細胞を鎮静化し、体中で起こっている慢性炎症を抑えなければなりません。

アメリカで、『Eat Dirt』（ジョッシュ・アックス著）という本がベストセラーになり、私が監訳を行って、日本でも『すべての不調をなくしたければ除菌はやめなさい』（文響社）というタイトルで出版されました。

「Eat Dirt」は直訳すると、「土を食べなさい」となります。実際に「手で土をすくいとって食べろ」といっているわけではありません。土のなかやいろいろな植物にいる土由来の有機体に日々接するようにしましょう、ということです。

たとえば、土のついたニンジンやジャガイモ、長ネギ、ゴボウなどをあえて買ってきましょう。それらを台所に運び、土を払い、調理して食べる。こうしたことが大切だと強く推奨しているのです。

土を払ったとき、土のなかにいる土壌菌が空中に舞い上がります。それを吸い込むことで、家族みんなが土壌菌を吸い込め、腸内細菌を豊かに育めるというわけです。

この本にはたくさんの興味深いエピソードが書かれていますが、その一つに「子どもをニューヨークの地下鉄で転がしなさい」というものがあります。ワイルコーネル大学医学部の遺伝子学者クリス・メイソン率いるDNA研究チームは、ニューヨーク市の地下鉄車両だけで、約600種類もの細菌がいることを識別しました。ただし、見つかった細菌は無害であり、その多様性は、大変な数の乗客がつくり出したものとしています。

メイソン博士は、「あなた方の子どもをニューヨークの地下鉄の車内で転がしなさい」と若い親たちにアドバイスしたいといいます。なぜ、そんなキタナイことをする必要があるのでしょうか。除菌剤や抗菌剤などの乱用によってきれいすぎる環境をつくってしまったことが、腸内環境を悪化させ、現代人に多い病気や不調を引き起こす原因になっているからです。

私も以前は犬や猫を飼っていました。そのときは大変調子がよかったことを思い出します。犬や猫が土の上を走りまわった足で、家じゅうを歩いてくれていたおかげで、多様な土壌菌がもち込まれ、私はそれを吸い続けることができました。それによって私自身の免疫システムが強化されていたのだと思います。

実際、子どもの時代に犬や猫を飼っていることで免疫力が高まり、アレルギー発症のリスクが半分に減ることが、私たちの研究によって証明されています。

私は、手を土で汚すことこそが、健康に利点をもたらすと信じていました。だからこそ常に土と接し、触れていました。ところが、多忙さをいいわけに、いつの間にかそれをやめていました。そうして自分でも気づかないうちに、土から離れ、現代の超清潔社会にどっぷり浸かってしまっていたようです。

腸内細菌のバランスが崩れている

近年、アレルギー性疾患を発症する人が多くなっています。

その重大な原因の一つに、腸内細菌の数や種類が減ってきていることがあります。現在の日本人の腸内細菌の数は、戦前と比べると、半分以下に減ってきています。

腸内細菌が減った理由は、いろいろ考えられますが、まず野菜などからの食物繊維の摂取量が減っていることです。それによって、食物繊維をエサにしている腸内細菌が減少しています。腸内細菌が減れば免疫力も低下します。人の免疫力の約7割は腸でつくられ、その強化に働いているのが腸内細菌だからです。

ですから、腸内細菌の数や種類が減れば免疫力は低下し、そのバランスも崩れます。アレルギー性疾患は、免疫力が低下したときに起こってきます。

そもそもアレルギーとは、原因となる物質（アレルゲン）に免疫が過敏に反応する状態のこと。アレルゲンとなる物質は、体に無害なものがほとんどです。そうしたものに免疫が過敏に反応し、攻撃をしかけてしまうのです。それによって人の細胞も傷ついて炎症を起こし、つらい症状が表に出てきます。

つまり、免疫力が高く、バランスもよく保たれていれば、人体に無害なものにわざわざ攻撃をしかけるなどという異常事態は引き起こされないのです。

それではなぜ、現代を生きる私たちは、免疫力を低下させやすいのでしょうか。

皮膚常在菌や腸内細菌は、私たちの体を守ってくれています。ところが現代社会は、これらの細菌も、病気を起こす微生物と一緒に、「キタナイもの」として排除しています。効率と安全、快適な環境を追求しすぎているためです。そのことが、免疫力の低下とアレルギー性疾患の増大を招いた原因と私は考えています。

今、日本人は世界一清潔だけれど、世界一アレルギー性疾患で苦しむ民族になってしまいました。自然との共生を断ち切り、「バイキンは怖い」と強迫観念で動いている「キレイ社会」こそが、アレルギー性疾患を多発させていると私は考えています。

7割の人の腸に「穴」が開いている

人や動物は生まれた瞬間から、自分の周りにいるたくさんの細菌を体のなかにとり入れ、その細菌たちの力をもらって生きています。

なかでも、生物多様性に富んだ土は、日和見菌である土壌菌の最大生息地です。それらの土由来の多様性豊かな細菌類を体にとり入れることが、アレルギー性疾患の予防をはじめ、体全体の健康を保つことにつながっていきます。

ところが現在は、3人に1人が、スギ花粉症を含めてなんらかのアレルギー性疾患になっています。

しかも、急増した病気はアレルギーばかりではありません。

現在私を悩ませている全身の炎症症状や関節痛などは、自己免疫疾患と共通する症状です。米国自己免疫関連疾患協会（AARDA）は、現在約5000万人のアメリカ人が、なんらかの自己免疫疾患の症状を持っていると推定しています。この数は、がん（約900万人）や心臓病（約2200万人）と比べても、はるかに多い数です。

日本でも、自己免疫疾患の人が非常に増えてきました。自己免疫疾患とは、まったく無害な自分自身の細胞や組織を免疫が攻撃し、体のさまざまな場所で炎症症状を起こす疾患のことです。

自己免疫疾患は長い間、医学会のミステリーでした。

なぜ発症する人と、発症しない人がいるのか。その影響はどのように人間の体に影響を及ぼしているのか。研究者たちはその理由を突き止めようと長い間、苦慮してきました。

現在、やっと自己免疫疾患の症状のほとんどを「リーキーガット（腸もれ）症候群」によって、まとめて説明できるようになってきています。

日本人にも今、腸に小さな穴が開くトラブルを抱える人が増え続けています。一説には日本人のなんと7割の人の腸に起きているとも推測されています。

欧米では、このトラブルを「リーキーガット症候群」と呼んでいます。

「秘密情報をリークされた」などという言葉は、ニュースでもよく耳にする言葉ですが、「リーク」は英語で「もれる」という意味です。つまり、「腸（ガット）」の粘膜が、腸内にある細菌やウイルス、食物由来のタンパク質などを血液中にもれ出させる状態「リーキー」にあるのです。

この状態になった腸のことを、私はわかりやすいようにと考え、「腸もれ」と呼ぶことにしました。しかし、「腸もれ」という言葉は適当だったかどうか、少し反省しています。「尿もれ」と混同してしまう可能性があるからです。「尿もれ」はオシッコをもらして、パンツを黄色くすることですが、「腸もれ」は腸の内容物が血液中にもれるという重大な状態のことです。

腸もれは、心身にさまざまな不調を引き起こし、多くの重大な病気につながるものとして注目されてきています。

腸に穴が開いているといっても、小さな小さな目に見えないほどの穴です。具体的には腸の細胞と細胞の間にできてしまう隙間です。しかし、細菌や未消化の栄養素、毒素、腐敗ガスなどは十分に通してしまうほどの穴です。

なぜ、そんな穴が腸に開いてしまうのでしょうか。

それは現代人が「わが身は自然界に命を恵まれた生物の一つ」であるということを忘れてしまったことから起こってくる、一種の文明病といえるのでしょう。自然から遠ざかればば遠ざかるほど、腸に穴があく危険性が強まるのです。

なぜなら、腸の細胞の再生を助けているのが腸内細菌だからです。腸内細菌も自然界の生き物です。彼らは、自然の食べ物をエサとします。ですから、自然の食べ物が入ってこなかったり、薬剤などの化学合成品が入ってきたりするとダメージを負い、数を減らし、腸内フローラの多様性も崩れます。こうなると、腸の細胞の再生にも乱れが生じて、細胞と細胞の間に細かな隙間が開きやすくなるのです。

私たちは今、新型コロナウイルスなどの微生物の攻撃に悩まされています。健康を守るために、清潔な家に住み、清潔なものを食べ、衛生的な人間でありたいと努力しています。しかし、広い視野から見ると、私たちは微生物ともっとつきあう必要があると思います。微生物は皆、われわれにとって「悪である」とするような筋違いの恐怖のせいで、私たちの免疫システムがかつてないほどに弱まってきています。それでは新型コロナと上手につきあっていくことさえできません。

自然とふれあってより多くの細菌を少しずつ生活にとり入れると、腸内細菌のバランスが改善されます。また、腸の内壁を防御するのに必要な数まで善玉菌を増やせます。

そうすることで、危険な菌が体内に入り込むような穴が腸に開くのを防げるのです。

人の血液から生きた腸内細菌が見つかった

2014年、とても衝撃的な研究報告がなされました。

「人の血液中を生きた腸内細菌がめぐっている」と発表されたのです。

この研究を行った順天堂大学とヤクルト中央研究所の研究グループによれば、健康な人の場合でも、100人に4人の血液中から生きた腸内細菌が見つかったということです。

さらに糖尿病患者では、100人中28人の血液中から生きた腸内細菌が発見されたと公表されました。

生きた腸内細菌が血液中にめぐっていたのは糖尿病患者ばかりでなく、健常者にも起こっているのです。

血液中に生きた腸内細菌が見つかったということは、腸からもれた腸内細菌が血液中に迷い込んだということです。

たとえばタンパク質は、腸で消化されると、細かい分子(アミノ酸)になり、腸壁にある絨毛《じゅうもう》から体内に吸収されます。ところが、腸のバリア機能が低下して腸壁に細かな穴が開くと、ふつうならば吸収されない未消化の高分子タンパク質が腸壁を通過して、血管内に吸収されてしまいます。

これは、非常によくない状態です。高分子のタンパク質や細菌が腸管壁を通過して、血管内に入ってしまうと、免疫システムはそれらを異物として認識します。異物と判断したものは免疫にとって攻撃の対象となり、それに対して抗体をつくり出します。すると、食物アレルギーや自己免疫疾患などの症状が現れるようになるのです。

このような腸もれの状態になると、細菌が産生する毒素「エンドトキシン」や腸内の有害物質も血液中にもれ出して、体内を駆けめぐって慢性の炎症を起こします。これにより、動脈硬化や慢性肝炎、炎症性腸炎、自己免疫疾患などさまざまな病気を引き起こすとも考えられています。

糖尿病とは、ブドウ糖を細胞内にとり込むために働くインスリンが、働きが悪くなったり、分泌量が減ったりして、血中にブドウ糖があふれて炎症が生じ、血管がもろくなっていく病気です。糖尿病の人は、全身の血管が弱い状態にあるということです。

最近の研究では、その炎症のせいで、インスリンの働きが悪くなってしまうこともわかってきました。そして、全身で炎症を引き起こしている原因の一つが、腸内細菌ということです。血管にもれ出た腸内細菌が糖尿病を悪化させる原因になることが報告されています。

私も50代と70代の頃に2度ほど重度の糖尿病になったことはお話ししました。

糖質が多くて食物繊維の少ない食習慣、保存料などの食品添加物、抗生物質などの薬剤の乱用をはじめ、緊張やストレスの多い生活などで、腸を著しく弱らせてしまったのです。そして、それらのことはすべて腸に悪影響を与え、腸内細菌たちをいじめることにつながります。

腸内細菌にとって不自然な生活は、腸粘膜細胞の連結を弱め、細胞間に隙間を生じさせ、腸もれを起こす原因になってくるのです。

なぜ、食物アレルギーの子が増えている？

私が小学生のころは、食物アレルギーによって「牛乳を飲んではダメ」「卵を食べてはダメ」などといわれている子どもはいませんでした。

今、日本の公立学校に通う生徒で、食物アレルギーになっている子どもは、およそ45万人にのぼるとされています。

食物アレルギーは、戦前はもちろん、戦後日本がまだ貧しかった時代には、ほとんど見られなかった病気です。しかし、今では赤ちゃんの約10人に1人が食物アレルギーになっています。また、3歳児で5パーセント、学童以降で1・3〜4・5パーセントが発症しているとも報告されています。

日本でもっとも多い食物アレルギーの原因とされているものが、鶏卵です。次いで牛乳、小麦、米などの穀類、大豆、そば、ピーナッツなどのナッツ類、魚介類、カニやエビなどの甲殻類です。植物性の野菜、果物、とくに柑橘類によるアレルギーもあります。

なぜ、日本では食物アレルギーになる子どもが多くなっているのでしょうか。

私は、アルコールなどで消毒ばかりしている超清潔な環境で、子育てをしていることが大きな原因と考えています。

赤ちゃんが快適に過ごせるように身の回りをきれいに整えることは大事です。

しかし、赤ちゃんが口に入れるものや触れるものなどを、薬剤ですべて除菌することは、腸の発育によい影響を与えるとは思えません。多種多様な土壌菌をとり込めなくなるからです。それが免疫力を低下させることにつながり、アレルギー性疾患を多発させる原因となってくると考えられます。

実際、多くの薬剤を使って、身の回りの細菌を排除するような超潔癖症の家庭で育った子どもほど、アレルギー体質になりやすいことは、私たちの研究でも明らかになっています。

今後ますます清潔志向は加速していくことでしょう。それは、このコロナ禍の騒ぎ方を見れば明らかです。しかし、超清潔な環境で子育てをすれば、そのぶん、子どもをアレルギー体質にするリスクが高まることになります。何事もやりすぎてはいけません。アレルギーで苦しむ子どもをこれ以上増やしてはいけないのです。

きれい好きの家庭ほどリスクが高い

私はかつてインドネシアのカリマンタン島で、何十年もかけて研究をしました。ウンチの流れる汚い川で遊んでいる子どもは、花粉症や気管支喘息、アトピー性皮膚炎などアレルギー性疾患にまったくなっていませんでした。多様な微生物に日々さらされる生活を送っていると、免疫の働きはバランスよく強化されるのです。

では、免疫のバランスとはどのようなことをいうのでしょうか。

免疫システムとは何種類もの免疫細胞がタッグを組み、外から入ってきた病原体や体内で発生するがん細胞をチームプレーで倒すしくみのことです。

免疫反応は自然免疫と獲得免疫の2つのグループにわかれます。

自然免疫は人が生まれながらに持つ免疫系です。獲得免疫は病原菌などさまざまな異物と接することで、築かれる免疫系です。

たとえば、風邪のウイルスが体内に入ってくると、自然免疫を担当する細胞たちがまず活発に働き、風邪ウイルスを倒しにかかります。そこで倒すことができないと、次に獲得免疫が動きます。自然免疫から送られてきた敵の情報をもとに、獲得免疫を担当する細胞たちを働かせて、とても強い力で攻撃するのです。このときに発熱や咳などつらい炎症が生じます。しかし、それによって病気が治るのです。

こうしたチームプレーを何度も経験するなかで、自然免疫と獲得免疫が連携する能力を高め、病気になりにくい体が築かれていきます。この自然免疫と獲得免疫がともによい状態にあることが、免疫のバランスが整っているということです。

しかし、薬剤の力を借りるなどして、身の回りの菌が体内に入ってくる機会を奪ってしまうと自然免疫が怠けてしまい、獲得免疫も満足に発達できなくなります。すると、獲得免疫は、人体に無害なものにまで過敏に反応し、攻撃を仕掛けるようになるのです。アレルギー症状はこうして起こってくるのです。免疫バランスの非常に悪い状態です。

つまり、除菌剤や殺菌剤を常用するきれい好きな家庭ほど、免疫バランスを崩しやすく、子どもをアレルギーにしてしまう可能性が高くなるということです。

文明的な生活の落とし穴

腸もれは一種の文明病と私はとらえています。

高度に発達した現代社会では、文明の便利さを享受している人ほど、腸もれを起こしやすい状況にあるといえるからです。

反対に、文明社会に侵されず、昔ながらの生活を大事にする人には起こりにくい障害です。事実、腸もれは同じ日本人であっても、戦前までは見られなかったものなのです。

なぜ、腸もれは現代社会に生きる私たちにばかり起こってくるのでしょうか。

高度経済成長期以降、私たちは日々の生活において「腸が嫌がること」「腸を弱らせること」ばかり行うようになりました。腸にとって「当たり前」でない食事や環境、ものなどを生活のなかにいっきにあふれさせてしまったのです。

たとえば、身の回りを不自然なほど清潔にすること、抗菌剤や除菌剤を常用することは腸内フローラを乱れさせます。

考えてみてください。かつて人類が、生活環境や自分の着る服にシューシューッと除菌剤を吹きかけるような不自然なことを行っていた時代があったでしょうか。しかもそれでは飽き足らず、自らの体にまでアルコール剤を浴びせるようなことを今ではしているのです。

私たちの身の回りにいる細菌のほとんどは、土壌菌という腸内細菌の仲間です。腸内細菌は仲間の菌が頻繁に入ってきてこそ、働きを活性化させることができます。

それにもかかわらず、抗菌剤や除菌剤を手放せなくなっているのが現代人です。除菌剤を使って病原体を排除しようとしているとき、一緒に身の回りの細菌も殺していることを感じてください。私たちが使っている薬剤は、よい細菌は活かし、悪い微生物だけ殺すという賢いことはできないのです。

また、糖質が多くて、食物繊維の少ない食習慣、保存料などの食品添加物の摂取、抗生物質など薬剤の乱用、残留農薬や遺伝子組み換えの危険性を持つ食品の摂取、緊張やストレスの多い生活なども腸を著しく弱らせます。

以上のことは、いずれも私たちの現代生活では、ごく当たり前になっていることばかりです。しかし、それらは腸内細菌たちに守られている腸にとっては、不自然なことばかりなのです。

不自然な生活は、腸粘膜細胞の連結を弱めることになります。腸の粘膜細胞の生成に働いているものこそ腸内細菌だからです。

こうして起こる腸もれの最大の「リスク」は、体内への異物の侵入を腸が簡単に許してしまうことです。腸に開いた細かな穴からは、腸内細菌だけではなく、未消化の栄養成分や毒素、腐敗物、微生物、病原体などがもれ出しやすく、腸壁の毛細血管から血液中へと流れ出ます。

そうして、本来は入ってはいけないものが血液中に混じり、体をめぐるのです。腸から異物が少しずつもれ出している場合は、目立った自覚症状は現れません。しかし、実は体の随所で炎症がじわじわ起こってくるのです。

炎症は体の臓器や組織を傷つけ、さまざまな不調を引き起こす原因になります。

たとえば、腸もれによって、血液中に侵入した異物が肝臓にたどり着けば、肝臓で炎症が生じ、疲労感や倦怠感などが現れます。

皮膚で炎症が生じれば、肌荒れが現れます。

頭皮で炎症が生じれば、抜け毛や白髪が増えます。

ほかにも、口内炎、鼻炎、皮膚炎、扁桃腺炎、気管支炎、膀胱炎というように「炎」の字がつく病気は、炎症を示すものです。

さらに現代人に急増するガン、動脈硬化からくる脳梗塞や心筋梗塞、うつ病、認知症などの発症にも炎症が深くかかわっています。これら炎症からくる病気の発症の背景には、腸もれを起こしているケースが多く、腸もれは文明的で生物として不自然な生活から起こってくることを忘れないでください。

文明社会から離れてみたら

私の患者でひどいアトピー性皮膚炎になっている人がいました。東京都の足立区のお寺の住職の3人の息子たちです。

その住職は、息子たちのアトピー性皮膚炎を治すために、御徒町にあった私の研究室を訪ねてきました。私はまずアトピー性皮膚炎がなぜ起こるか、その機序を住職に話しました。

アトピー性皮膚炎は免疫が低下したときに起こる病気であり、文明社会の弊害から生じてくる皮膚炎です。食品添加物の混入した食品を食べすぎたり、文明社会にどっぷり浸かったような環境で生活していたり、ということが原因になると説明しました。

ですから、これを改善するには、免疫力を上げるような食物繊維を含んだ食品を多くとる一方で、食品添加物の入った加工食品を食べない、文明社会が生んだ電子機器などをできるだけ遠ざける、というような説明をしたのです。

その後、住職は息子たちのアトピー性皮膚炎が一向に治らないということで、何度も御徒町の研究室に訪れてきました。

私はだんだん面倒になり、「いっそ、文明社会から外れた南の島へでも行ったらどうですか」とついいってしまいました。

しばらくすると、足立区役所の職員から電話がありました。区役所の人は「お寺の住職が夜逃げをしてしまいました。どこへ行ったのか、ご存じですか」というのです。私は自分がいったことが関係しているとは思いもせず、「知るわけありません」と答えました。

それから1年が過ぎたある日、住職から電話がありました。

「九州の屋久島に引っ越しました。一度来てください」といきなりいってきたのです。

私は屋久島までの飛行機代が高いのでどうしようかと迷いましたが、住職が「ぜひとも来てほしい」というので、何か突飛なことをしているようでおもしろそうに感じ、思い切って屋久島へ行ってみました。

住職は、奥さんと3人の息子とおばあちゃんまで連れて、屋久島のジャングルのなかに家を建てて住んでいました。そこは電気もガスもないところでした。

電気は水車を回し、ガスは動物の糞のメタンガスでつくるという、本物の自給自足の生活を送っていました。そして驚いたことに、3人の息子たちのアトピー性皮膚炎はきれいになくなっていました。

文明社会に接しない生活をしていると、あんなにがんこなアトピー性皮膚炎も治るのだと、私自身もびっくりした経験でした。

路上生活者にアトピー性皮膚炎の人はいない

東京医科歯科大学の教授を退いたあと、私はまだ研究を続けたいので、研究室を探しました。私が社外取締役をしていたティーペックという会社の社長に相談すると「いい部屋がわが社の近くにある。毎年、借り手を探しているようだが、20年間も借り手がない。でも安いということが、とにかく魅力の部屋だ」と教えてくれました。

早速物件を見に行くと、そこは靴屋の2階でした。ただ、ビルの入り口がどこかわからないほど玄関には靴が並び、２階に上る階段の壁はボロボロでした。「これじゃあ、誰も借り手はつかないだろう」と思いました。

しかし、家賃を聞くと、これまでの東京医科歯科大学の研究室の家賃の半分でした。「これは借りるしかない」とすぐに入居を決めました。

以前、タレントの石原良純さんがレギュラーを務め、科学者を訪ねるテレビ番組がありました。私を取材するというので喜んで引き受けましたが、事前にちゃんと住所を教えているのに、彼らはなかなかやってきません。研究室の場所がわからない、というのです。やっと見つけた私の研究室に入るなり「これが研究室？　こんな研究室見たことがない、撮影やり直し」といって、おもむろに外に出ていきました。

すると、外から石原さんの大きな声が聞こえてきました。「こんなところに研究室があるわけないよ。あるとしたら、よっぽど変な人がいるに違いない」といって、相手方のリポーターと話しながら、改めて研究室に入ってきたのでした。

別のエピソードもあります。私の研究室の１階の靴屋は、夜に入り口の靴を片づけて店を閉めます。その空間ができたところに路上生活者がやってきて、寝床にしていました。

私が夜、急に仕事ができて研究室に戻ったときには、研究室の鍵を開ける前に必ず「夜分遅くにすみません。ちょっと、そちらに寄っていただけますか」と路上生活者に仁義を切らなくてはなりませんでした。

ある夜、私が研究室に用事をすませに行くと、路上生活者が愉快そうに酒を飲んでいました。いつものように私は仁義を切りながら、「楽しそうですね、どうしたんですか」と尋ねてみました。すると、「お兄ちゃん、私ね、明日仕事が入ったんだよ、祝いの酒だよ。一杯どうだね」と飲んでいる缶ビールを差し出しました。

私は少しびっくりしましたが、「そりゃよかったですね、いただきます」とちょっと口をつけて、「じゃ、失礼しますね」と入り口をあけてもらいました。

そのときに彼らの顔を見て、「そういえば」と気づきました。路上生活者には、アトピー性皮膚炎に苦しんでいる人がいないのです。薬剤などを多用して生活環境を過度に清潔にしていると、私たちの皮膚は肌荒れを起こします。アトピー性皮膚炎などのアレルギー性疾患も起こりやすくなります。しかし、地べたに寝転ぶような土とともに生きる生活は、アレルギー性疾患を防いでいたのです。

パンやラーメンの食べ過ぎに注意を

なぜ医療がこんなに発達しているのに、アレルギー性皮膚炎や食物アレルギーに苦しむ人が、日本には多いのでしょうか。

アレルギー性疾患のほかにも、関節リウマチや多発性硬化症などの自己免疫疾患、慢性甲状腺炎や炎症性腸炎などの慢性疾患、糖尿病や動脈硬化症など体の病気、自閉症やＡＤＨＤ、統合失調症などの精神的な病気が増えています。これは、なぜなのでしょうか。

最大の原因は腸もれにある、と私は考えています。

今、欧米で問題になっているセリアック病も腸もれが原因の病気です。

セリアック病は、テニスの世界王者ノバク・ジョコビッチ選手も苦しんでいた病気で、小麦のタンパク質「グルテン」が原因の食物アレルギーです。グルテンは腸粘膜に穴を開け、腸もれを引き起こしやすいタンパク質です。その害が広く伝わっていることもあり、欧米ではグルテンフリーの食品がたくさん流通しています。

しかし、日本ではグルテンフリーの食品は熱心に探さなければ見つけられません。それどころか、朝はパン、昼はラーメンや餃子、おやつにケーキやクッキー、夜はパスタやカレーライスなど、一日に何度も大量に小麦粉をとっている人が多くなっています。

こうした食生活も腸もれを起こし、思わぬ疾患を発症させる一因になってくるので、注意が必要です。

自閉症の原因は悪玉菌が出す毒素だった

小腸は「人体にとって最も重要な臓器」といってもいいすぎではない臓器です。

それなのに、実はあまり研究が進んでいません。医学的研究が進まないのは、小腸に病気が少ないという点があります。このために医学会には小腸のことをきちんと勉強したり、研究したりする人が少ないのが現状です。

ところが現代社会では、小腸に細かな穴が開きやすい環境にあります。そして腸もれが起こると、さまざまな不調や病気をつくり出してしまうのです。

くり返しになりますが、「腸機能の低下」「アレルギー性疾患の発生」「免疫力の低下」「身体の各所や脳においての炎症発生」などはすべて、腸もれというトラブルが一因となっている可能性が高いのです。

しかし、問題はさらに深刻です。子どもの脳の発達にも悪影響を及ぼすからです。アメリカ・カリフォルニア工科大学のエレイン・シャオ博士は、コミュニケーション能力の低い「自閉症モデルマウス」の腸に「腸もれ」の異常が多いことを発見し、自閉症モデルマウスの血液中に「4EPS」という毒素が増えていることを明らかにしました。その「4EPS」は、腸内の「クロストリジウム」という悪玉菌が排出する毒素です。

本来ならば血液中に入り込むことはない毒素ですが、腸内環境が悪化して悪玉菌優勢になると、その一種であるクロストリジウムも数を増やし、毒素を発生させます。同時に、腸内バランスが崩れているために腸もれを起こしやすく、毒素が血液中にもれ出してしまうのです。その毒素は、脳にも送られてしまいます。それが自閉症を引き起こしていることが明らかにされたのです。

そこでシャオ博士は、自閉症モデルマウスの腸内環境を改善するために、整腸剤を投与しました。するとマウスのコミュニケーション能力が改善され、ほとんど正常になったと報告されています。

がん・動脈硬化などの原因は「腸もれ」だった

最近は、病気が発生するしくみそのものが根底から見直されつつあります。

たとえば、がんや動脈硬化の発症にも、実は腸もれによる炎症が関与しているとわかってきています。

腸もれがあると、あちこちの血管において、「『異物』対『免疫細胞』」という戦闘が勃発して、そこに炎症が発生します。

炎症によって細胞が傷つけば、その細胞が変異を起こし、がん細胞が発生しやすくなります。それにより、がんを発症するリスクが高まります。

一方、動脈硬化は、心筋梗塞や脳梗塞の原因となる病気です。

「『異物』対『免疫細胞』」のバトルに集まってくる免疫細胞のなかには、マクロファージも含まれています。

マクロファージは「貪食細胞」とも呼ばれていて、異物とみなしたものは、どんどん食べていく性質を持っています。血管内のバトル現場に集結したマクロファージは毒素や腸内細菌など炎症の原因となっている物質も攻撃して、食べつくしていきます。それだけでなく、その場の血管壁に蓄積しているＬＤＬコレステロールも食べてしまいます。

しかし、マクロファージはコレステロールを消化できません。コレステロールを食べあさったあげくに死んでしまいます。そうすると、マクロファージの死骸が血管壁に次から次にどんどん積み重なっていくことになります。こうしたマクロファージの死骸が、山のように盛り上がり、血管の内腔が狭くなって、血液の流れが悪くなります。これが動脈硬化へとつながっていくというわけです。

腸もれを自分で治すための4つの鍵

腸もれを治し、心と体の健康を回復させていくには、次の４つが大切になると私は考えています。

1. 腸内細菌を増やす
2. 腸内フローラの働きを高める
3. 腸粘膜のバリア機能を回復させる
4. 体のあちこちで発生している炎症を抑制する

この1から4の課題をまとめて解決してくれる「スーパーヒーロー」のような物質があることが最近わかってきました。

それは、短鎖脂肪酸です。短鎖脂肪酸は酢酸・酪酸・プロピオン酸など有機脂肪酸の総称であることは前述しました。

これらの短鎖脂肪酸は、腸内細菌によって腸で生成されています。その材料になっているのは、口から入ってくる食物繊維です。食物繊維を腸内細菌がエサとして食べると、腸内では発酵が盛んに起こります。その発酵によって生じる物質が短鎖脂肪酸です。

こうしてつくられた短鎖脂肪酸は、腸の働きをよくしたり、腸粘膜のバリア機能を高めたりして、腸を健全に動かすためにさまざまな仕事をすることになります。

しかも、腸粘膜から吸収されると血液中に入り、体内をめぐって多くの大事な働きをします。具体的には炎症を抑えたり、肥満や糖尿病を防ぐ立役者になったりなど、体のあちこちで多岐にわたって問題を解決してくれるのです。

ところが、日本人の食物繊維の摂取量は昔に比べて、大きく減っています。

前述もしていますが、その量は戦前のほぼ半分以下に減少しています。食物繊維の摂取量が減れば腸内細菌の数も減り、それによって短鎖脂肪酸の生成量も減ってしまうと考えられるのです。

キレイはキタナイ、キタナイはキレイ

腸内細菌や免疫の研究を長くしていると、「キレイはキタナイ、キタナイはキレイ」という言葉が頭から離れなくなります。

この言葉はシェークスピアの4大悲劇の一つ「マクベス」の冒頭で、3人の魔女が語るセリフの一説です。現代に生きる私たちは、このパラドックスの落とし穴にハマってしまっています。

通常では、病気を起こす異物が体のなかに侵入してくると、それを排除する免疫系が働きます。一方、私たちの体には常在細菌が重さにして2キロ近くも存在しています。それらは人体にとって異物であるにもかかわらず排除されることがありません。

常在細菌叢《そう》は皮膚や腸内に存在しますが、そこには粘液や上皮細胞が構成するバリアが存在していて、常在細菌はその上に乗っかっています。

つまり、バリアが崩れない限り、常在細菌と免疫細胞は簡単に出あわないしくみになっているのです。

しかも、常在細菌が先に棲みついていることで、有害な細菌が外から来たとしても新た

に棲みつきにくく、間接的に有害な菌を遠ざけるという役目も果たしています。

常在細菌という先住民がいるからこそ、あとから入ってくる有害な菌はそこに棲みつけないというわけです。

ところが、清潔ということに神経質になり、薬剤などで身の回りの雑菌や常在細菌をとり除いてしまうと、そこに病原菌がやってきたときにこれ幸いととりついて増殖を始め、「キタナイ」状態がつくられます。

反対に、清潔に神経質になり過ぎず、常在細菌を痛めつけてしまう薬剤をできる限り使わないようにすることで、「キレイ」な状態が保たれます。病原菌など外からやってきた異物は、常在細菌に攻撃されて増殖できないからです。

現在、日本人などの現代人を悩ませている病気のほとんどが、常在細菌など本来私たちを守っている細菌を排除してしまった結果だと、私は思うのです。

ですからもう私たちは、微生物がいるかどうかで「キレイかキタナイか」を判別することをやめなければいけません。身の回りに目に見えない微生物がいるのは自然なこと。その自然の環境で生きているからこそ、私たちの腸内フローラは多様性豊かに育まれ、腸や皮膚のバリア機能は高まり、免疫力も強化されるのです。

しかし、あらゆる細菌を同一に見て「バイキン」扱いしている限り、私たちの免疫力はどんどん低下し、さまざまな病気に苦しみながら生きていくことになってしまうのです。

第4章

なぜ、発酵食品は体によいのか

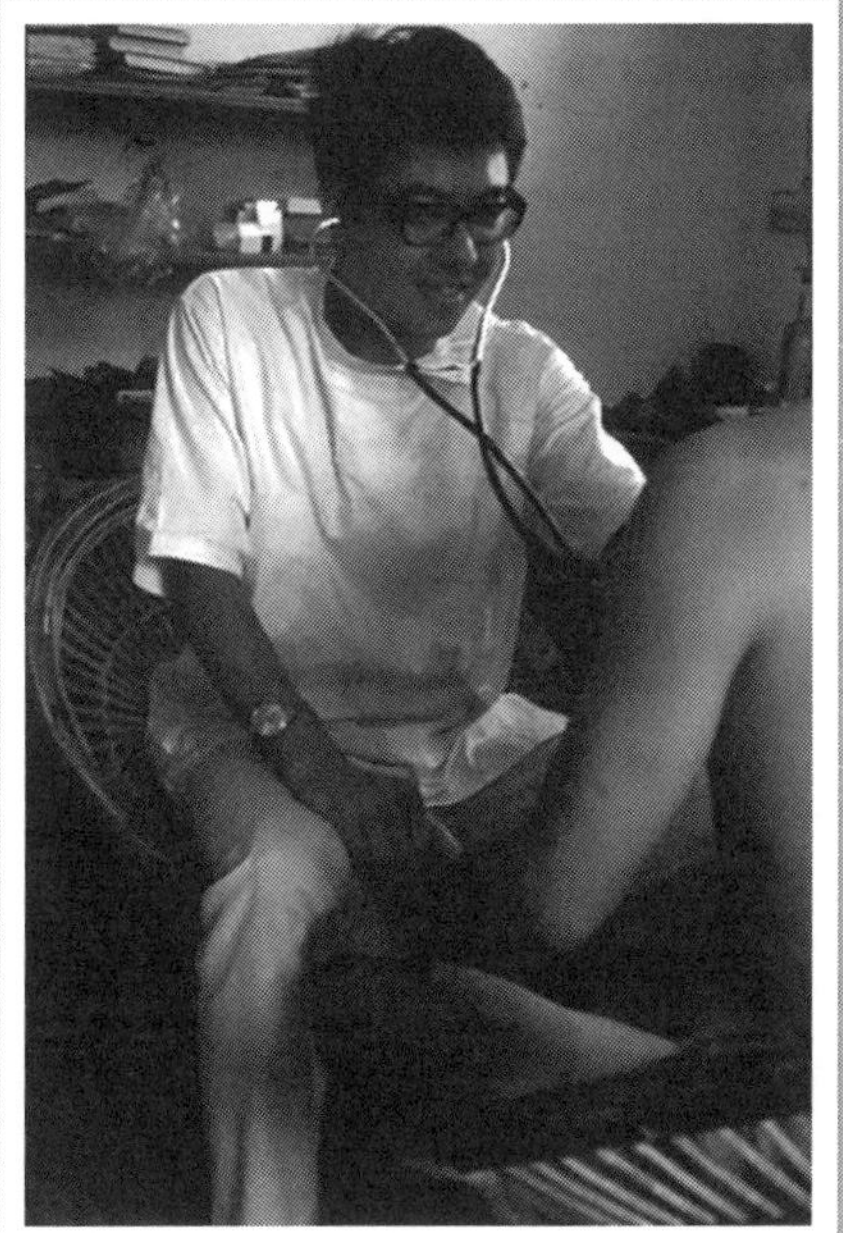

大好きなインドネシアで。大人になってからは風邪で寝込むことはめったになく、1年の半分を海外での医療調査に費やしていた時期もあった

発酵食品に新型コロナを抑制する可能性

「免疫力を上げるには、発酵食品がいい」

そういわれます。確かに、発酵食品を多く食べていると、便通や肌つやがよくなり、体調が整ってくることを、私たちは経験的に知っています。

でも、「なぜ、いいのか」と理由をつきつめて問われると、「発酵食品は、日本人が昔から食べてきた伝統食で、『体にいい』といわれてきたから」という回答が多くなるのではないでしょうか。腸の勉強を熱心にされている方ならば、「腸内細菌の働きを活性化するから」と答えるとも思います。

最近の研究で、「なぜ、発酵食品が体によいのか」という問いに対し、大きな答えが示されました。

「発酵食品に多く含まれる成分に、新型コロナウイルスの増殖抑制を期待できる」という非常に興味深い発表があったのです。

発見したのは、長崎大学とネオファーマジャパン株式会社による研究チームで、2021年2月8日に国際学術誌「Biochemical and Biophysical Research Communications」に掲載されました。

これは、試験管内での実験です。人の細胞に感染させた新型コロナウイルスに、一定の濃度以上の「5-アミノレブリン酸」（通称「5-ALA《ファイブアラ》」）を投与したところ、ウイルスの増殖が100パーセント阻害されたことが確認されました。つまり、試験管内の実験では、ウイルスの増殖を完全に止められたということです。

現在は、実際に人に投与し、どの程度の濃度の5-ALAを投与すれば、体内におけるウイルスの増殖を抑えられるのか、さらなる研究が進んでいると思います。5-ALAは、新型コロナ感染症に対する抗ウイルス薬の候補になるとして臨床研究が進められていくということでした。

この5-ALAという物質こそ、日本酒や納豆などの発酵食品に多く含まれている天然のアミノ酸なのです。

「ファクターX」は発酵食品？

新型コロナウイルスに対し、日本人は世界的に見て、感染率、重症化率、死亡率すべてにおいて低い数値になっています。

その理由は何なのか。京都大学iPS細胞研究所の山中伸弥教授は、それを「ファクターX」と呼んでいます。このファクターXが何かを明らかにできれば、感染抑制におおいに働きかけていくことができます。

山中教授は、ファクターXは1つではなく、いくつもの候補が重なりあって起こっている現象だとしています。

そのファクターXの1つに「日本人が日常的に発酵食品をとっている」ことが加わるのは、間違いないと私は考えます。

前述したように、発酵食品には新型コロナを強力に抑制する5‐ALAが多く含まれているからです。

私たち日本人は日々、発酵食品を口にしています。自分では意識していなくても、ほとんどの人が口にしない日はないのではないでしょうか。なぜなら、日本人にとってもっとも基本的な調味料である醤油が、発酵食品です。醤油にも5‐ALAが含まれます。

味噌や酢、みりんなどの調味料も発酵食品です。

出汁をとる際に使われるかつお節も発酵食品です。

さらに、私たちの食卓に欠かせない納豆にも、5‐ALAが豊富です。コロナ禍で、「新型コロナを防ぐには、納豆がいいらしい」と広がり、スーパーから納豆が消えたことがありました。買い占めという行為は大間違いであったとしても、コロナ対策の一つとして納豆を毎日食べるのはよいことです。

もちろん、発酵食品を毎日食べていれば感染を完全に防げる、ということではありません。発酵食品をとる程度では、新型コロナ感染を予防できるほどの5－ALAは摂取できない、ともいいます。

それでも私は、何種類もの発酵食品を毎日とっていくことで感染しにくい体づくりに役立てていけるだろうと考えています。それだけ5－ALAの体内量を増やせるからです。

なお、5－ALAがとくに豊富なのは、日本酒、黒酢、ワインです。いずれも長期間発酵させてつくる食品です。発酵させる期間や熟成のさせ方で5－ALAの含有量も違ってくるようです。

お酒が好きな人ならば、晩酌に日本酒やワインを1～2杯飲む。料理に黒酢を積極的に使い、黒酢で果実酢をつくって毎日飲む。こんな「おいしい」工夫によっても、5－ALAの摂取量を増やしていくことができるでしょう。ただし、日本酒は糖質が多いので、飲むときにはご飯などの主食を抜き、2合までにしておくことです。

日本の発酵食品はカビがつくる

日本は、世界最大の発酵大国です。

温暖で湿気の多い気候が、カビや細菌などの繁殖に非常に適しているからです。

カビや細菌というと、「キタナイ」「病気を起こす」と感じる人がいますが、発酵食品をつくっているのもカビや細菌。とくに、日本のジメジメした気候はカビの繁殖に最適であることから、日本の発酵食品はカビがつくるものが多くあります。たとえば、私たちが毎日とる醤油や味噌は、麹菌というカビによってつくられます。

さらに、日本が四方を海に囲まれている島国であることも、発酵文化の発展を後押ししました。塩に困ることがなかったからです。塩は発酵食品をつくる際に欠かせない調味料です。

冷蔵庫などまるでなかった時代、日本人は食品が腐敗しやすい温暖湿潤な気候を逆手にとり、発酵という方法で食品の保存性を高めました。しかも、発酵によって食品はよりおいしく、栄養価も高まり、腸の働きも活性化できます。

「菌活」などの言葉を知らずとも、昔から日本人は発酵食品をとると体調が整うことを経験的に知っていたからこそ、これほど多くの発酵食品が今も私たちの食生活に残されているのでしょう。

その発酵食品に、5-ALAというウイルス感染を抑制する成分が多く含まれていることが、明らかになっています。

今、私たちは新型コロナというウイルスに気をとられていますが、古来、人が暮らす環境には、病原性を持つさまざまな微生物がいました。新型コロナよりもはるかに感染力も毒性も強い微生物もいました。

そうした微生物の攻撃からうまく逃れながら、日本人が今日まで命をつないでこられたのは、発酵食品の力も大きかったに違いないと思うのです。

新型コロナとマラリアの共通点

5-ALAは天然のアミノ酸です。そして、約36億年前の原始地球で生命の誕生に関与した物質です。生物の生命維持にも欠かせない物質であることから、「生命の根源物質」とも呼ばれています。

実際、5-ALAは、植物のなかでは葉緑素の原材料になっています。

一方、私たちの体内では血液中のヘモグロビンの原材料になっています。5-ALAは人の体内でも日々つくり出されているのです。ただし、生体内の量は17歳をピークに減少していくと報告されています。

では、5-ALAは新型コロナをどのように抑制するのでしょうか。

長崎大学大学院熱帯医学グローバルヘルス研究科の北潔《きたきよし》教授は、長年マラリアの研究を続けてきた成果から、5-ALAに新型コロナ感染抑制の効果があることを発見しました。

このお話をする前に、まず遺伝子について復習しておきましょう。

私たちの細胞のなかには核があり、そのなかには46本の染色体があります。染色体をほどくと、ひも状の2重らせん構造をしたDNAが現れます。このDNAが遺伝子の本体で、糖とリン酸に塩基がつながってつくられています。

塩基には「A（アデニン）」「T（チミン）」「C（シトシン）」「G（グアニン）」という4つがあり、これが暗号のようにくみあわさってできる情報が、遺伝子として働いています。

新型コロナも遺伝子を持ちます。その遺伝子配列のなかに、「G（グアニン）」が4つ並んだ「G4構造」と呼ばれている個所があります。このG4構造に5-ALAが結びつくとウイルスの増殖を妨げる、と考えられています。

実は、G4構造はマラリアも持っている遺伝子配列です。

マラリアは亜熱帯・熱帯地域を中心に感染者数が多く、2019年には約2億2900万人が発症し、約41万人が死亡しています。このため、世界3大感染症の1つに数えられている深刻な病気です。原因はマラリア原虫という寄生虫で、ハマダラカに刺されることで人に感染します。

北教授の研究チームは、このマラリアの治療薬として5-ALAを研究していました。マラリア原虫が持つG4構造に5-ALAが結合すると、感染が抑えられることを見つけ出していました。そしてコロナ禍において、新型コロナの遺伝子にもG4構造が複数あることを見つけ、研究を行ったところ、ウイルスの増殖を完全に阻害する結果が得られたとのことでした。

感染も重症化も防ぐ特効薬に期待

北教授は、5-ALAが新型コロナの感染予防に働く可能性も示しています。

5-ALAは、人の体内で「ヘム」や「プロトポルフィリンIX(PpIX)」という物質に変わります。

一方、新型コロナはたくさんの突起をもっていて、それが人の細胞の受容体に結合すると、細胞の内部に入り込み、感染が成立します。ところが、ヘムやＰｐＩＸが、ウイルスの突起に先にくっつくと、ウイルスは細胞の受容体に結合できなくなります。これによって、感染を防ぐことができると考えられるのです。

さらに、重症化を防ぐ効果も期待されています。

５－ＡＬＡを投与すると、ヘムに分解する酵素が体内で増えます。その分解酵素には、炎症を防ぐ作用があります。

新型コロナ感染症では、炎症を促進するサイトカインという免疫物質が、必要以上に出てしまう「サイトカインストーム」によって炎症の状態が激化し、重症化が生じることがわかっています。その炎症を抑える効果も５－ＡＬＡには期待できるということです。

近い将来、５－ＡＬＡが新型コロナ感染症の有力な薬として登場すると期待されます。これが特効薬として使われるようになることの最大のメリットは、安全性にあると考えられます。５－ＡＬＡは化学合成品ではなく、天然のアミノ酸であり、昔から人類が摂取してきた成分だからです。

発酵食品がミトコンドリア機能を高める

もともと5‐ALAは、ミトコンドリアの働きを向上させる物質として知られていました。

ミトコンドリアとは、細胞のなかにある小さな器官の一つです。1個の細胞には、数個から数千個という数のミトコンドリアが存在しています。

ミトコンドリアは、酸素を使って大量のエネルギーを継続して産生しています。そのエネルギーを使って、私たちは生命を維持するだけでなく、活動の源にしています。また、免疫細胞が活発に働くためのエネルギーを生み出しているのもミトコンドリアです。

ただ、その機能は、加齢や活性酸素の害によって低下することがわかっています。

活性酸素は、非常に強い酸化力を持っていて、細胞もミトコンドリアも傷つけてしまいます。酸化とは簡単にいえばサビて、物質を劣化させること。細胞が活性酸素をあびて傷つけばがん細胞が発生したり、内臓の老化が進んだりします。ミトコンドリアが酸化すれば機能が落ちてエネルギーを十分に産生できなくなります。それによって、疲労感がとれず、体調不良も起こってきます。

加齢とともに、やる気が湧かない、体を動かすのがおっくうと感じることも多くなりがちですが、それはミトコンドリアが劣化して機能が落ち、エネルギーの産生力が低下してきている表れかもしれません。

しかも、ミトコンドリアの機能が落ちれば、免疫細胞の働きも悪くなり、新型コロナと満足に戦えなくなります。感染を許し、重症化を起こしやすくなるということです。

そうしたミトコンドリアの機能を回復させる効果が、5-ALAにはあることが、多くの研究によって明らかにされているのです。

つまり、発酵食品を食べて5-ALAを日常的に体内で増やしておくことは、自分の免疫力そのものを高め、いざ新型コロナが侵入してきたときに感染させない体内環境を築くことにつながっていくのです。

17歳以上の人は、何もしなければ体内量が減るばかりです。それを補うために5-ALAの豊富な発酵食品をとるのは、とてもよい方法となるのです。

発酵食品はマスク生活における心強い味方

コロナ禍で、マスクをする時間が長くなりました。感染拡大を防ぐためには必要といわれるマスクですが、長時間つけていることで片頭痛を起こす人が増えているようです。

片頭痛は、片側のこめかみや目のあたりから始まる頭痛のことで、ひどくなると両側や後頭部にまで痛みが広がり、吐き気や嘔吐をともなうことがあります。

もともと10人に1人が片頭痛に悩まされているといいますが、マスクを長時間つけていると、片頭痛が起こりやすくなります。呼吸が浅くなりやすく、血液中の二酸化炭素の濃度も上がりやすくなります。すると、脳の血管が拡張して頭痛が起こってきてしまうのです。

片頭痛の痛みとは、大変なものです。いったん頭痛が生じると、仕事も家事もできなくなる人は多いでしょう。症状を抑えるために、痛み止めの薬を飲む人も多いと思います。しかし、痛み止めを日常的に飲んでいると、頭痛が悪化することも心配されます。人の体は、薬に慣れてしまうところもあり、同じ量の薬ではだんだんと効かなくなりやすいのです。

しかも、片頭痛は予防に効果的な薬がほとんどありません。てんかんや高血圧の治療薬を使うこともありますが、いずれも副作用などの問題があります。

ところが最近の研究で、5-ALAに片頭痛の予防効果があるのではないか、ということがわかってきました。5-ALAによってミトコンドリア機能が改善することで、エネルギーの産生力が高まります。そうして脳の働きを安定的によくしていくことで、脳の神経が過敏になったり、血管が急激に拡張したりすることを防げるのでしょう。

さらに5-ALAには、皮膚の状態を整えたり、糖尿病を改善したりといった効果があることもわかってきています。

これほど人の健康にかかわってくる5-ALAという成分が、発酵食品に多く含まれている、ということなのです。

発酵食品で自然免疫を高める

日本人が新型コロナに対して世界でもっとも感染率も死亡率も低いのは、発酵食品を日常的に食べていることが大きいだろうとお話ししました。

理由の一つは、これまで説明してきたように、発酵食品が5-ALAを豊富に含んでいることにあります。そしてもう一つは、自然免疫を高められることとです。新型コロナの感染を予防したり、重症化を防いだりするには、自然免疫の働きが重要です。

免疫には、自然免疫系と獲得免疫系との2種類があることは前述しました。通常は自然免疫系が働いていますが、それで防衛しきれなくなると、獲得免疫系が動きます。

自然免疫系とは生態における常設の防衛部隊であり、獲得免疫系とは緊急時に動員される後方部隊といえます。

それではなぜ、発酵食品を毎日とることが、自然免疫の強化につながるのでしょうか。

私たちの体を構成している遺伝子は、1万年前とまったく変化していません。1万年前、人類はジャングルのなかで生活し、草原を走り回っていました。

1万年前から変わっていないのは、免疫細胞も免疫システムの働きも同じです。とくに自然免疫の働きは、適度に微生物が侵入してくる環境のなかでこそ強化されます。

1万年前、大自然のなかで人類は、寄生虫や細菌など多種多様な微生物とふれあい、ときに攻撃されながら暮らしていました。そうした環境下で進化してきたのが、私たちの体内で働く免疫です。

免疫細胞は、チームで戦います。それぞれにそれぞれの役割があり、連携して敵を倒していきます。とくに、体内をたえずパトロールして回っている自然免疫のチームは、外からの侵入者が適度にあったほうが、敵を排除する力も高まります。

これは人間の世界で考えてみるとよくわかります。パトロール体制が強化されているなかに、極悪の人間が入ってきても、ただちに捕らえることができます。ところが、敵がまるで入ってこない平和な環境では、パトロール部隊ものんびりしてしまい、いざ強敵が侵入してきたとしても排除する機能が十分に働きません。

この自然免疫のパトロール機能を高めるためには、「チョイ悪菌」がちょこちょこと入ってくる程度の環境が最適なのです。日本の発酵食品の多くは、カビの仲間である麹菌を使って発酵を起こし、その過程でさまざまな土壌菌が加わり、どんどん増えていきます。

土壌菌とは、土のなかや私たちの身の回りにたくさんいる菌の総称。私たちの免疫が強いときにはなんの悪さもせず、むしろ腸内細菌を活性化させてくれる菌たちです。ただし、免疫が弱っている場合、軽い腹痛や下痢などの症状を起こすこともあります。こうした「チョイ悪菌」が適度に侵入してくる環境で暮らすことで、自然免疫の力は高まり、免疫システムの連携が総じてよくなっていくのです。

コロナ禍では、ウイルスの排除のために、感染対策を徹底するよう強くいわれています。それでも私は、ウイルス対策にはアルコール除菌より自らの自然免疫を高めることのほうがはるかに重要と考えます。

真の感染対策とは、発酵食品を積極的にとるなどして土壌菌をどんどん体内にとり入れ、自らの自然免疫を強化していくことと私は考えています。

納豆を食べると腸が元気になる理由

発酵食品をとることは、腸内環境を整えるうえでも非常に役立ちます。人の免疫力の約7割は腸でつくられます。ここでおおいに働くのが腸内細菌です。腸内細菌は、腸管にいる免疫細胞の働きを活性化させています。

私たちの腸には、およそ100兆個という腸内細菌が棲んでいます。近年の遺伝子解析によって、その大半が日和見菌の仲間であることがわかっています。日和見菌とは、人の健康によい働きをする善玉菌と、数を増やしすぎると健康を害するほうに働く悪玉菌のうち、優勢なほうに味方する細菌のグループです。

先に述べたように、腸内細菌の組成は生後3歳までにすでに決まっていて、そのまま一生を通して変化しません。

ただし、数の変動は起こります。善玉菌の数が少し増えれば、腸内環境の大半を占める日和見菌がいっせいに善玉菌に協力し、逆に悪玉菌の数が少し増えると、日和見菌がなだれを打って悪玉菌に協力するという具合なのです。

つまり、腸内環境を整えるには、善玉菌の働きと同じくらい日和見菌の役割が重要となってきます。

腸内細菌には、仲間の菌が入ってくると働きを活性化させる性質があります。日和見菌の多くは、土壌菌であることがわかっています。土壌菌は土のなかにもいますが、日本伝統の発酵食品にもたくさんいることはお話ししました。

たとえば、納豆をつくるときに使われる納豆菌は、「枯草菌」という土壌菌の仲間です。枯草菌は硬い殻に覆われているため胃酸に強く、生きて腸まで届きます。そして腸に到達すると殻を破り、腸に棲む仲間たちを刺激して、おおいに活性化してくれるのです。

ちなみに、「納豆は夜食べるといい」といいます。これは、血栓(血の塊)を予防する働きを期待してのことです。納豆に含まれるナットウキナーゼという成分には血液をサラサラにする効果があり、摂取してから約半日にわたって働くといわれます。

私たちは睡眠中に水分をとれないため、血液がドロドロになりやすく、血栓ができやすい状況にあります。血栓が脳の血管で詰まると脳梗塞、心臓で詰まると心筋梗塞になります。こうした血栓症が早朝に起こりやすいのは、睡眠中に血栓ができやすいからなのです。

これを防ぐためには、夕食時に納豆を食べるとよい、というわけです。

なお、新型コロナ感染症でも重症化すると血栓ができやすいことがわかっています。毎日納豆を食べておくことは、血栓予防にもよいと思います。

新鮮な野菜が免疫細胞を活性化する

新型コロナには、若い人も多く感染しています。私は彼らが食べている食事にも問題があると思っています。

それは、自然免疫を高める食事をしていないことが挙げられます。食品添加物や保存料などを含む加工食品を頻繁にとっていると、腸内環境が悪化して、免疫力が低下するのです。

一方、自然と親しみ、土がついているような新鮮な野菜や発酵食品などを日頃からとっている人は自然免疫が高く保たれています。

発酵食品と同じくらい大事なのが、新鮮な野菜を食べることです。「マクロファージ」の活性化に役立つからです。マクロファージも自然免疫を担う免疫細胞群です。

マクロファージを元気に保つことは、健康維持のために大切です。これを活性化する物質として、近年注目されているのが「ＬＰＳ（リポポリサッカライド）」です。ＬＰＳは主に土のなかにいる細菌の成分ですから、土で育つ野菜や穀類などの植物に多く含まれています。また、田畑や森など土がある環境なら、空気中にも舞っています。自然豊かな環境であれば、いたるところに豊富にあるＬＰＳですが、人間が体内でつくり出すことはできません。

だからこそ、ＬＰＳが豊富に含まれる食品から、摂取する必要があります。野菜、穀類、海藻類、キノコ類、一部の乳製品、そして種実類や香辛料、お茶などからの摂取が推奨されています。

具体的には、明日葉、小松菜、ほうれん草、オクラやピーマンなどの野菜類、リンゴや梨、桃などの果物、ヒラタケや舞茸、椎茸などのキノコ類に豊富です。また、穀類では金芽米や玄米、豆類では枝豆にＬＰＳが多く含まれます。

さらに、ＬＰＳと乳酸菌は免疫力を高める最強の相棒です。

新潟薬科大学の杣源一郎《そまげんいちろう》客員教授らの研究によると、ＬＰＳと乳酸菌を一緒にとると、マクロファージなどの活性を高める作用のあるサイトカイン（活性伝達物質）の産出量が高まると報告されています。これによって、がんやウイルス感染症を治す免疫の働きが誘導されることが明らかになったということです。

「発酵仮面」との懐かしき思い出

私は以前、『カイチュウ博士と発酵仮面の「腸」健康法』（中経出版）という対談本をつくりました。「カイチュウ博士」が私で、「発酵仮面」は東京農業大学の小泉武夫《こいずみたけお》名誉教授です。

小泉先生は有名な発酵学者です。私は寄生虫学者・熱帯医学者として発展途上国を中心に旅して回りましたが、小泉先生は発酵学者として辺境を旅し、世界中の発酵食品や珍味を食べて回る「食の冒険家」です。お互いに共通するところも大きく、非常におもしろい対談になりました。

その対談は、約6か月間にわたって行われました。小泉先生は、対談のたびに「くさや」や「腐りかけたイカの塩辛」「鮒ずし」など、「くさいもの」ばかり持ってきて、出版社の編集者の女性、この対談本をまとめてくれたライターの男性、そして私にふるまってくれました。いずれも、しっかりと熟成の進んだ発酵食品で、そのぶん強烈な匂いを放っています。

最初は、編集者が会社の広い会議室をとってくれ、快適な環境で対談ができました。でも、臭いが部屋に充満して、あとに使う人が困るといわれたようです。対談のたびに、だんだんと場所が移り、最後は、出版社の隅っこで対談をするはめになりました。

でも、さすが小泉先生がすすめる発酵食品です。ライターの男性は、見た目がヒョロヒョロとヤセていて、正直にいって精力をまるで感じないタイプの人でした。最初は「こんなクサイもの、食べられませんよ」といっていましたが、一口食べると「病みつき」になったようで、「今日はどんな発酵食品ですか?」といってうれしそうに、しかもたくさん食べるようになったのです。

それにともない、ライターの男性はたくましく、精力みなぎる日本男児に変わっていったのですから不思議です。多種多様の細菌を腸にたくさん送り込み、腸内環境が劇的によくなったのでしょう。はたからみて精力を感じさせる人は、免疫力も高い人であることは間違いありません。免疫力とは、病気を防ぎ治す力のことですが、もっと簡単にいえば「生きる力」そのものなのです。

生きたものを食べることで、私たちは生命力を養います。新鮮な野菜や魚も生きた食べ物ならば、発酵食品も菌が生きている食べ物です。そうした生命力の高いものを毎日バランスよく食べることで、私たちの生きる力は高まっていくのです。「発酵仮面」との対談は改めて私に発酵食品のすばらしさを教えてくれたのでした。

発酵食品を選ぶポイントは「発酵のさせ方」

私が発酵食品を選ぶときの基準にしているのは、「発酵のさせ方」です。しっかり発酵させてつくられているものは、そこにいる細菌の数も増え、腸にも自然免疫にもよい影響を与えてくれます。しかも、5-ALAの量も多くなっています。

たとえば、味噌。2～3か月でつくった味噌と、数年間寝かせた味噌では、菌の数も栄養成分もまるで違います。発酵が進むほど、さまざまな乳酸菌や土壌菌が味噌のなかに入り込み、菌の種類も増えていきます。5-ALAなどの健康増進成分も増えて、健康作用も高まります。

広島の原爆後遺症の調査のなかで「味噌を食べていたので、後遺症が軽くてすんだ」という報告があります。広島大学の伊藤明弘《いとうあきひろ》教授らは、味噌が放射線障害を防ぐことをマウス実験で証明しました。味噌の放射線障害防御作用は、味噌の発酵期間が長くなるにつれて大きくなっていました。つまり、発酵菌が多いほど効果が大きくなったということです。

毎日使う醬油も、発酵期間が長いものを選ぶとよいでしょう。

ただ、スーパーで安売りされている醬油は、原材料にアルコールや保存料、日持ち向上剤、ＰＨ調整剤、カラメルなどの着色料、アミノ酸などの調味料、甘味料、クエン酸などの酸味料を加えているものがあります。本来、醬油は大豆と小麦と塩というシンプルな原材料でつくる調味料。そこにアルコールや保存料などを加えることで腐敗を防ぎ、着色料で醬油特有の色をつけ、調味料や甘味料、酸味料で味を調えている醬油が、広く流通しています。

なぜ、こうしたことをするのかといえば、安く消費者に提供するために、発酵期間を短く製造するからです。製造期間を短く大量生産できるから、安価に流通できるのです。しかし、発酵が十分でなければ腐敗も起こりやすく、味に深みも出ません。そうした足りない部分を食品添加物で補っているのです。

つまり、食品添加物を使っているかどうかによって、発酵食品の発酵のさせ方がわかります。十分に発酵させたものは、腐敗の心配がなく、うま味もコクもあるので、食品添加物を入れる必要などありません。これは醬油に限ったことではなく、味噌や調理酒、みりん、酢なども同様です。

ですから、発酵調味料に、発酵食品としての健康効果を期待するならば、食品添加物を使っておらず、大豆や米や麦や塩などシンプルな原材料だけでつくられているかどうかを確認することです。これは、商品パッケージのラベルに示されています。

ただ、醤油などは、出荷前に火入れをして微生物を殺しています。そのままの状態でビン詰めをすると、ビンのなかで発酵が進んで、品質が変わってしまうためです。

でも、しっかり発酵させてつくられたものであれば、火入れをしても5-ALAなどの健康増進成分は残されています。また、細菌は死んでも、細菌の死骸や菌がエサにしていた溶液があります。

腸内細菌にとって仲間が生きたまま入ってくることほどうれしいことはありませんが、菌の死骸や、仲間の細菌がエサにしていた溶液が入ってくることでも活動力を高めることがわかっています。

つまり、細菌は生きたままとり込まなくても、腸内環境の改善に十分に役立つということです。

子どものころに食べていた発酵食品を元気の源に

私もさまざまな発酵食品を今日まで食べ続けてきました。

とくに好んでいるのは、漬物とキムチです。第1章でお話したように、私の母は京都の人で京漬物の乳酸菌を持っていたはずですし、私を育ててくれた韓国人のスナさんはキムチの乳酸菌を持っていました。ですから、私の腸には、京漬物とキムチの乳酸菌が多いことでしょう。

このように、3歳までに自分と接触のあった人がどのような乳酸菌を持っていたか、あるいは離乳食でどのような発酵食品をとっていたかによって、自分の腸にどのような乳酸菌がいるかを予測できます。

腸内環境を整えるには、そうした菌が多くいる発酵食品を選んで食べることもおすすめです。

また、最近の私のお気に入りは、「酵素ドリンク」です。

酵素とは、私たちの体内で起こっているさまざまな化学反応を引き起こすために、触媒として働くタンパク質のことです。たとえば、食べ物を消化・吸収し、代謝によりエネルギーを産生する際にも酵素が使われています。

酵素は、私たちの体内でつくられ、その数は約5000種類もあるといわれます。また、新鮮な野菜などを生のままとったり、発酵食品を食べたりすることでも摂取できます。ただし、口からとり入れた酵素が、体内でつくられたものと同じように働くのかは正直なところわかりません。

私が「酵素ドリンク」を飲む目的は、酵素の摂取以上に、発酵食品の摂取にあります。私が愛用しているドリンクは、66種類もの野草や野菜、果物に、乳酸菌や酵母菌など52種類もの有用菌を使って、1年以上かけて発酵させてつくられています。ですから、たくさんの細菌が発酵によってつくり出したアミノ酸などの栄養成分と、現代的な生活ではなかなか摂取できない野草や野菜、果物が持つ栄養成分を同時に摂取できます。

昨年、私は、大動脈瘤が腹部にできていることがわかり、手術を受けました。その後、痛みが続き、足が思うように動かず、以前は自慢だった快便も損なわれることが増えました。「便通を回復するために、何かよいものはないか」と考えたときに、思い当たったのがこの酵素ドリンクでした。

早速、朝と夜に飲み始めました。すると、大便が出すぎてとんでもないのです。そこで、朝だけ飲むことにしました。それからは、快便をとりもどすことができています。

伝統の発酵食品を復活させよう

日本にはさまざまな発酵食品があります。ただ、残念なことに、食生活の変化にともない、伝統食品の消費量が減り、それによって生産者も減ってしまっています。消えかかっている発酵食品も多いでしょう。

碁石茶もその一つでした。私も碁石茶をつい最近知ったのですが、四国山地に位置する高知県長岡郡大豊町に４００年以上も前から伝わるお茶です。この伝統の発酵茶の生産者が、いっときは1軒だけになってしまったとのことでした。それでもその農家は、伝統の製法を守り続けたといいます。そうして近年の健康ブームで再び注目を浴びたのです。求める人が増えたことで、生産量も生産する農家も増えてきました。

このお茶にいる乳酸菌の量は、発酵茶であるプーアール茶の23倍以上もあると報告されています。緑茶は発酵をしていませんが、碁石茶はカビや乳酸菌などによってつくられる微生物発酵茶。日本に現存する数少ない発酵しているお茶です。このため、飲み続けていると腸の調子がよくなり、インフルエンザなどの感染症の予防にもよいと愛好家も多いとのことです。

ちなみに、碁石茶という名前は、茶葉を漬物のように強制的に発酵させたのち、漬け桶からとり出した茶葉を、3~4センチ角に裁断して天日乾燥する様子が、碁石を並べたように見えることからつけられたとのことです。

近年の健康ブームは、「これがいい」と聞くと大量に買い占めに走るなど行き過ぎと感じるところもありますが、一方で、伝統の発酵食品を復活させる大きな力となる一面も持っています。私たちは、あふれる情報から本当によいものを選び、失ってはいけない発酵食品を「選ぶ」という方法で応援していくことができます。

私の知人に、石島誉士《いしじまたかし》さんという男性がいます。とてもパワフルな若い男性で、東京の浅草で発酵食に特化したレストランをオープンしました。そのお店で発酵と腸活のセミナーを開くので講演をしてほしいと私に依頼してきた縁で、つきあいが始まりました。発酵を見事に活かした料理の数々でしたが、コロナ禍の影響が大きく、残念ながら閉店してしまいました。

それでも、石島さんは発酵のすばらしさを伝えることをあきらめず、現在は八丁味噌と玄米黒酢、さらにさまざまな原料を使った発酵ドリンクを完成させています。ほかにも麹などを使って日本伝統の発酵方法で開発した食品を、商品化しているとのことです。

石島さんは、若いころにアトピー性皮膚炎に苦しんだ経験があるといいます。しかし、発酵食を中心とする食生活に改善したところ、体の不調が消え、8年かけてアトピー性皮膚炎がよくなっていったとのことでした。

最近は、石島さんのような若い人たちが発酵に興味を持ち、さまざまな発酵食品を開発しています。ぬか漬けをつくる家庭も、このコロナ禍で増えていると聞きます。日本の食生活は今後、彼らの情報発信を源にして、どんどん変わっていくと期待されます。そんな彼らのパワフルな活躍を見ていると、私はとても頼もしく感じるのです。

世界に誇る日本の発酵食品を毎日の食卓にどんどんのせ、免疫力の向上にぜひ活かしていってください。

#「おわりに」にかえて

藤田紘一郎は、幼少期は体が弱かったと聞いていますが、大人になってからは寝込むような病気をほとんどしたことがありませんでした。そのことは、本書でも伝え、多くの本にも書き記してきました。

ところがこのたび、突然の死を迎えました。何があったのだろうと心配してくださった方は多かったと思います。どのような経緯だったのかをお伝えすることで、本書の「おわりに」にかえさせていただきたいと思います。

本文にも書いていましたが、今から7年前に硬膜外血腫を患ったことが、このたびのことに深くつながっているように思います。

夜中にベッドにつまずいて転び、頭を強く打ってしまったのです。大きな音に家族もびっくりして飛び起きたといいます。しかし、「早く病院に行ったほうがいい」という家族や私の言葉を藤田は聞きませんでした。

ここだけのお話、藤田は医者でありながら、大の病院嫌いでした。藤田が本や講演会でお話していた健康法のほとんどは、自身が実践していたものでした。

いかに病院のお世話にならずに健康長寿を実現できるのか、身をもって経験していたよい方法をみなさんにお伝えしているような側面もありました。

なぜ、あれほど病院に行くことを嫌がったのでしょうか。

おそらく、「自分がやらなければいけない」と思う仕事が、目の前に山のように積まれていたことがあったからです。「『はじめに』にかえて」でお話ししたが、講演会は多いときで年間300回ほど行っていました。それほどたくさんの講演を行っていて、本人の都合でキャンセルしたのは生涯で1度のみ。お母さまが亡くなられたときだけでした。

そしてもう一つ理由があります。

「人はいずれ死ぬのだから、これで死ぬのならば、それでいい。だから、今やるべきことをする」

そんな死生観を持っていました。この死生観は、戦争体験や子どものころにいじめられていた経験から生じたもののようでした。死は皆に平等に訪れるものであり、無理な治療を受けて心身のコントロールをできなくなるくらいなら、コントロールが可能なうちに潔く他界したい、と考えていたのだと思います。

それは、藤田の言葉の端々から伝わってきました。

ところが、患者さんから「先生、検査で悪いところが見つかっちゃったよ。どうしよう、入院して手術を受けなければならない」との相談を受けると、「大丈夫。手術をすればきっとよくなるのだから、ゆっくり休養するつもりで入院しなさい」と答えるのです。患者さんを安心させようと思いやっての言葉でしたが、隣で聞いていて「先生もどうかそうしてください」と何度思ったかわかりません。

それというのも、頭部を強打してから暑い季節にインドネシアに2回も行っているのです。しかし、2回目のときには頭痛や体調不良がひどく、いつものようにエコノミークラスの座席に座っていることができず、ビジネスクラスに替えたとのことでした。

そんな思いをしているのに、まだ病院に行こうとしません。それどころか、地方に講演にも出かけています。しかし、7か月が過ぎると、イスに座っていて体が斜めに傾くようになりました。文字も正常に書けなくなっていきました。言葉も思うように出なくなり、本人も「これはまずい」と思ったようです。こうなってはじめて、母校の東京医科歯科大学病院を受診しました。

検査を受けると、担当医に開口一番こういわれました。

「先生、大変です。血腫が大きくなりすぎて、脳が半分につぶれていますよ」

すぐに頭蓋骨に穴をあけて、血腫の血を抜く緊急手術を受けたのでした。

その週の土曜日、ちょうど東京医科歯科大学で講演会の予定が入っていました。藤田は、頭の手術跡に絆創膏を貼り、病室から講演会場に向かったのでした。

このときも、本当にすごい人だなと思いました。でも、あれほど大きな血腫を放置してしまった代償は大きかったと思います。左脳を打っていたため、その後遺症が右に出て、右足が思うように動かなくなり、足を引きずって歩くようになりました。

もともと運動が好きで、健康増進のために休日にはジムによく行っていました。でも、ジムで筋トレをしても、右足はもとに戻らず、プールで泳いでいても、右足が下についていてしまうようになりました。

思うように運動できなくなり、2年ほど前にジムをやめました。でも、体を動かさなければ、筋力が落ちてしまいます。せめてたくさん歩きましょうとのことで、新宿のムニャニテラピーの会社から東京駅まで歩き、そこから皇居を一周したのち、電車で帰ってきたり、千鳥ヶ淵まで歩いていって、「足のリハビリ」といってスワンボートを漕いだり、日曜日には千代田区の自転車を借りてサイクリングをしたり、日常生活のなかで体を動かすことをがんばっていました。

そうして努力していても、右足の不自由さは治らず、体力もだんだんと落ちていきました。2年前のことです。東京医科歯科大学の同窓会で講演をしてほしいと依頼され、大勢の後輩たちの前で話をしました。このとき、

「私は、6年前に硬膜外血種をやり、足が不自由になってしまいました。あのときに脳細胞を大きく傷つけ、パーキンソン病になってしまったのだと思います」

そういったそうです。すると、整形外科の先生数人からいわれました。

「先生の歩き方は、硬膜外血種の後遺症やパーキンソン病のものではありませんよ。腰が悪いのかもしれない。すぐに検査を受けてください」

その場は名刺をもらって終わったのですが、案の定、藤田は検査を受けようとしませんでした。そうしているうちに、2020年、新型コロナウイルスのパンデミック(世界的大流行)が起こり、講演会がすべてキャンセルになりました。

これまでずっと走り続けてきた藤田に、突然、休養する時間ができたのです。

「このタイミングを逃してはいけない」と検査を受けてもらうと、またも「先生、大変なものが見つかりました」とお医者さんの言葉。腰が悪いのではなく、「腹部大動脈瘤」といって、腹部を通る動脈の一部が4・5センチもコブ状に膨らんでいたのです。私も検査画像を見せてもらいましたが、とても大きな動脈瘤でした。

その検査画像を見ても、藤田はすぐに手術を受けようとしませんでした。NHKラジオの「こころをよむ」という番組で「腸内細菌のチカラ　心と体を健やかに」という話を3か月間、週に1度するという放送が決まっていたからです。

このときの担当医は、東京医科歯科大学の血管外科の将来有望なお医者さんで、藤田の後輩医師で名誉教授となって退官された方の教え子でした。

「僕は今、NHKラジオの収録の真っ最中で手術を受ける時間がないから、手術はすべての収録が終わってからにします」

という藤田の言葉に、若き医者は反対できなかったようです。すると、藤田の後輩の先生から電話が入りました。

「藤田先生ね、NHKラジオとご自身の命とどちらが大切なんですか」

と、叱ってくださったのです。もし、放置している間に動脈瘤が破裂すれば、大量出血で命がないと厳しくいってくれました。さすがにあのときは、藤田も「すぐに手術を受けます」と答えました。それからは、NHKラジオの担当者にこちらまで来てもらって収録をいっきに行って入院、手術を受けたのでした。

動脈瘤が破裂する心配はなくなりました。これで万事、回復していってくれればと願っていました。けれども、年齢的なこともあったのでしょう。術後の影響でリウマチを発症して痛みがしばらく続いたり、筋力が衰えてますます歩きにくくなったり、いろいろな症状が出てきました。この1年間は、健康面においても本人も大変だったと思います。自分の免疫力の強さを自慢としてきましたが、体力の低下とともに免疫力が落ちていくのを感じていました。

ただ、どんなにつらい痛みがあっても、藤田は人に会うときにはニコニコしていて、「大変なんだよ」といいながらも、平静を保って見せていました。ですから、病気についてお話ししていない人は、誰も藤田が大病をしたとは思っていなかったでしょう。お話ししていた人たちも、すっかり元気になったものだと思っていたそうです。

しかし、誤嚥性肺炎にかかり、入院後まもなくして亡くなりました。本人はがんばったのですが、免疫力が落ちた状態では、どうにもなりませんでした。

「藤田先生は、100歳までお元気でいると思っていました」

「今もニコニコとそこにいらっしゃる気がします」

と、たくさんの方々がいってくださいました。

最後まで自分の大変さを外には見せず、集団に迎合することもなく、最後の最後まで自分というものを貫いた人でした。だからこそ誤解されることも多く、嫌われることも批判されることもありました。プライベートで友達と呼べる人もいませんでした。けれども、仕事では藤田を慕い、一緒に本をつくりしょう、講演会をしてください、という声は途切れることがありませんでした。

藤田は自らのモットーである「生涯現役」を見事に貫いて見せました。

それが叶ったのは、藤田の本を愛読してくださる方、講演会に足を運んでくださる方々がいてくださったおかげです。心からの感謝を込めて、本書の「おわりに」にかえさせていただきます。ありがとうございました。

ムニャニテラピー株式会社　代表取締役　長谷川千鶴子

藤田紘一郎（ふじた・こういちろう）

1939年旧満州生まれ。東京医科歯科大学卒業。東京大学医学系大学院修了、医学博士。テキサス大学留学後、金沢医科大学教授、長崎大学教授、東京医科歯科大学教授を経て、東京医科歯科大学名誉教授。専門は寄生虫学、熱帯医学、感染免疫学。1983年寄生虫体内のアレルゲン発見で小泉賞を受賞。2000年ヒトATLウイルス伝染経路などの研究で日本文化振興会・社会文化功労賞、国際文化栄誉賞を受賞。主な著書に『アレルギーの9割は腸で治る！ 薬に頼らない免疫力のつくり方』（だいわ文庫）、『アレルギーと腸内細菌』『免疫力 正しく知って、正しく整える』『腸内細菌博士が教える免疫力を上げる食事術』（いずれもワニブックス【PLUS】新書）ほか多数。2021年5月14日死去。

自分の腸を見てみたい
免疫博士が生涯をかけて伝え続けた「腸と免疫」の話

2021年10月10日　初版発行

著　者　藤田紘一郎
発行者　佐藤俊彦
発行所　株式会社ワニ・プラス
〒150-8482　東京都渋谷区恵比寿4-4-9 えびす大黒ビル7F
電話　03-5449-2171（編集）
発売元　株式会社ワニブックス
〒150-8482　東京都渋谷区恵比寿4-4-9 えびす大黒ビル
電話　03-5449-2711（代表）
ワニブックスHP
https://www.wani.co.jp

デザイン　喜安理絵
編集協力　若杉美奈子・高田幸絵
印刷・製本所　中央精版印刷株式会社

ISBN 978-4-8470-7103-4